Dʳ A. DAUZAT

Guide Médical
à
La Bourboule

Imprimerie Clermontoise
CLERMONT-FERRAND

Te 163
97.4 (.5)

GUIDE MÉDICAL

AUX

EAUX DE LA BOURBOULE

CLERMONT-F^d. — IMPRIMERIE CLERMONTOISE

9, RUE FONTGIÉVE, 9

GUIDE MEDICAL

AUX

EAUX DE LA BOURBOULE

(Puy-de-Dôme)

PAR

LE Dr A. DAUZAT

Médecin consultant à La Bourboule

(DEUXIÈME ÉDITION)

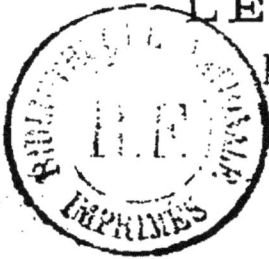

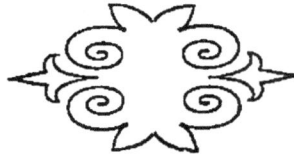

CLERMONT-FERRAND
IMPRIMERIE CLERMONTOISE
9, rue Fontgiève, 9
—
1885

GUIDE MÉDICAL

A LA

BOURBOULE

CHAPITRE PREMIER

La Bourboule. — Renseignements topographiques. — Climatologie. — Géologie. — Sources thermales anciennes. — Sources thermales actuelles : leur émergence; leur origine. — Etablissements : Historique ; Description.

La Bourboule est un chef-lieu de commune du département du Puy-de-Dôme (arrondissement de Clermont-Ferrand), situé dans la vallée de la Dordogne, à 7 kilomètres à l'ouest des bains du Mont-Dore, à 52 kilomètres au sud-ouest de Clermont.

Avant l'ouverture du chemin de fer de Clermont à Tulle, on se rendait à La Bourboule par deux routes différentes. Le voyageur qui prenait la diligence allant à Mau-

riac (Cantal), traversait La Baraque, le Pont-
des-Eaux, Rochefort et Laqueuille ; puis, arrivé à Saint-Sauves, à 47 kilomètres de Clermont, il avait encore à parcourir 5 kilomètres
sur une route étroite, taillée dans le granit,
côtoyant constamment la Dordogne, entourée
de chaque côté de forêts de chênes et de hêtres, et serpentant gracieusement dans une
vallée, tantôt élargie, tantôt resserrée, jusqu'à
la station thermale. C'est la même route que
l'on prend actuellement lorsqu'en venant à La
Bourboule par la voie ferrée on descend à la
station de Laqueuille qui n'est éloignée de Saint-
Sauves que de 6 à 7 kilomètres.

Une autre route part de Clermont et aboutit aux Bains du Mont-Dore en passant par
Randanne et le lac de Guéry. Du Mont-Dore,
une route départementale suit le côté droit de
la vallée, se dirige d'abord au nord, puis à
l'ouest après avoir fait un coude assez
brusque près du village du Queureilh, et se
rend à Murat-le-Quaire et à Laqueuille, après
avoir rejoint, à 5 kilomètres du Mont-Dore,
celle qui vient de la Bourboule.

Dans quelques années La Bourboule sera
reliée à la station de Laqueuille par un chemin de fer (chemin de fer de Laqueuille au
Mont-Dore), et sera ainsi en communication
directe avec tous les points de la France et
avec toutes les capitales de l'Europe.

La vallée dans laquelle coule la Dordogne — rivière qui prend sa source à 1,700 mètres d'altitude au pied du pic de Sancy et est formée d'abord de deux ruisseaux différents, la Dore et la Dogne, qui se réunissent en amont du village du Mont-Dore — est une des vallées les plus belles et les plus pittoresques de l'Auvergne. Dans toute son étendue, l'œil se promène agréablement sur de petits ruisseaux aux détours capricieux, sur de vertes prairies, de beaux pâturages, des bois de hêtres, des forêts de chênes et de sapins, entremêlés de saules, de bouleaux, de houx, de genêts et d'aubépines.

La station thermale de La Bourboule est située dans la partie la plus large de la vallée de la Dordogne. Elle est abritée, du côté du nord, par un grand rocher granitique qui s'étend de l'est à l'ouest sur une longueur assez considérable, et au pied duquel se trouvent les maisons, les villas, les hôtels et les Établissements thermaux. Ces hôtels et ces villas sont bâtis sans ordre, au gré du caprice pour ainsi dire, joyeusement, follement, sur les deux rives de la Dordogne. Ainsi que le dit, à propos de Royat, le spirituel chroniqueur du *Monde thermal*, « il n'y a pas de symétrie, pas d'alignement ; on ne s'est servi du cordeau que pour tracer les deux Parcs dont la disposition est extrêmement

heureuse. » L'un de ces parcs appartient à
M. Chardon, le propriétaire du Casino qui
porte son nom; l'autre est la propriété de la
Compagnie fermière des Eaux. Chacun d'eux
s'étend, sur une superficie de plusieurs hec-
tares, sur la rive gauche de la rivière, de
chaque côté du ruisseau du Vendeix qui coule
du sud au nord avant de se jeter dans la
Dordogne : des bassins, des eaux jaillissantes,
des gazons, des bosquets, de jolies fleurs,
de grands arbres, le tout distribué avec intel-
ligence, arrangé avec goût, entretiennent la
fraîcheur, garantissent les baigneurs contre
les rayons ardents du soleil, et font de ces
deux parcs de charmantes promenades.

Du côté du couchant, La Bourboule est
abritée par les pentes boisées qui resserrent
la vallée se dirigeant vers le village de Saint-
Sauves ; et en revanche la vallée est largement ouverte au midi et au levant. Cette
situation de La Bourboule explique la dou-
ceur et l'uniformité du climat dont on y jouit.
Malgré l'altitude — 850 mètres au-dessus du
niveau de la mer — la température ne descend presque jamais au-dessous de $+$ 12 à
$+$ 15 degrés centigrades dans le cours de la
saison thermale; la chaleur non plus n'est
pas très forte, même pendant les mois les plus
chauds, car elle est presque toujours tempérée par la brise légère des montagnes ; le

thermomètre dépasse rarement 22 à 25 degrés centigrades à l'ombre; le maximum d'élévation se produit de une heure à trois heures de l'après-midi ; la moyenne est le matin de huit heures à dix heures, et le soir de cinq heures à sept heures ; et la température la plus basse pendant la nuit et avant le lever du soleil.

Les orages ne sont pas très fréquents, malgré la proximité des montagnes; quand ils éclatent, la quantité d'eau qu'ils fournissent est assez considérable; cependant, à cause de la nature du sol, il y a peu de boue et pas d'humidité. Ces ondées, pendant les mois de juillet et d'août, sont très agréables ; elles rafraîchissent l'atmosphère, chassent la poussière et modèrent ainsi la chaleur du jour. Quelquefois, dans la première quinzaine de juin et à la fin de septembre, les vents soufflent du sud-ouest; les nuages s'amoncellent alors du côté de Saint-Sauves et sont poussés par le vent sur les montagnes du Mont-Dore qui ferment la vallée à l'Est; n'étant pas assez élevés pour franchir ces montagnes, ils sont arrêtés et repoussés dans la vallée, où ils se réduisent en pluie.

Le climat de La Bourboule est beaucoup plus doux que celui du Mont-Dore ; car cette dernière station, plus élevée d'ailleurs de 200 mètres (altitude : 1,050^m), est exposée au nord et n'est pas protégée naturellement, comme La Bourboule, contre les vents froids et contre des alternatives de température très fréquentes et très brusques.

Durant trois années consécutives, pendant la saison thermale, c'est-à-dire de mai à octobre, j'ai pris aussi exactement que possible les observations climatologiques de la station de La Bourboule, et noté quelle a été l'influence des phénomènes atmosphériques sur la production et la marche des maladies; le résultat a été le suivant: 1º Les pluies, comme je l'ai dit précédemment, sont assez fréquentes du 5 au 15 juin, et vers le milieu de septembre; très rares au contraire en juillet et en août, à la fin du mois de juin et au commencement du mois de septembre; puisque pendant les quatre mois que dure la saison thermale elles n'ont été notées au maximum que pendant une quarantaine de jours.

2º Les affections contagieuses, épidémiques et miasmatiques sont nulles à La Bourboule. Quelques cas bénins de rougeole et de coqueluche ont néanmoins été remarqués parmi les enfants habitant la localité; mais pendant que la diphthérie et la fièvre typhoïde faisaient des ravages dans les communes du canton de Latour, en réalité peu éloignées de La Bourboule, la station est restée constamment indemne.

« La Bourboule est bâtie dans un bassin formé de terrains de sédiment qui reposent sur le granit. Il est difficile de faire une description exacte des terrains qui forment le sous-sol de cette station thermale ; les assises des tufs qu'on y rencontre ne présentent pas partout la même composition et la même épaisseur.

Plusieurs de ces assises sont formées par des détritus de trachytes dans lesquels domine le feldspath intact ou kaolisé, tandis que d'autres, intercalées au milieu de ces tufs ou placées au-dessous d'eux sont composées de sables ou de détritus granitiques plus ou moins altérés.

En creusant les puits, on rencontre successivement des alluvions, des tufs trachytiques d'aspects variés, des tufs sableux ou mêlés de fragments de granit; d'autres tufs trachytiques, des grès ou tufs granitiques et le granit.

Une bande de cette dernière roche, qui forme le fond de ce bassin, a glissé sur les pentes d'un rocher également granitique qui domine la station thermale du côté du nord. C'est entre la bande granitique abaissée et la masse granitique restée en place que se troue la faille d'origine par laquelle l'Eau minérale arrive des profondeurs de la terre (A. Henri).

Sur la rive gauche de la Dordogne, les montagnes granitiques, contre lesquelles viennent s'adosser les terrains sédimentaires, sont cachées par les trachytes et les tufs ponceux.

Dans tous les bassins où se sont déposés des terrains de sédiments stratifiés, les eaux pluviales tendent à pénétrer dans les fentes qui existent au point de contact des roches sédimentaires et des roches granitiques ou cristallisées. Pendant un grand nombre d'années, et jusqu'à l'époque où l'on a fait à La Bourboule des fouilles profondes ou des sondages, les eaux thermales venant des profondeurs du sol ont refoulé les eaux pluviales, rempli les fentes et sont venues alimenter les anciennes sources (Nivet).

Je ne dirai que quelques mots de ces sources thermales anciennes, puisque aujourd'hui elles n'existent plus, et ont été avantageusement remplacées par les sources nouvelles auxquelles des sondages très habilement dirigés et très habilement faits ont donné le jour.

Jusqu'en 1866 il existait, sur la rive droite de la Dordogne, sept sources d'eau minérale :

1º La source du *Grand-Bain ;*
2º La source du *Bagnassou ;*
3º La source du *Coin ;*
4º La source des *Fièvres ;*
5º La source de la *Rotonde ;*

6º La source du *Communal* ;
Et 7º la source *Nouvelle*.

La source du *Grand-Bain* jaillissait au pied du rocher granitique et alimentait un petit établissement thermal. Son débit était de 82,000 litres d'eau par vingt-quatre heures à la température de 48º ; sa densité, 1,008 ; évaporé, un litre d'eau laissait un résidu de 5 grammes 560.

La source du *Bagnassou* était recueillie dans un puits carré de maçonnerie. Elle se rendait dans l'une des baignoires de l'établissement qui était au nord, à quelques mètres de distance, par une ouverture pratiquée à la paroi du fond de la baignoire. Débit : 5,040 litres en vingt-quatre heures. Température : 35º 9. Densité : 1,005.

La source du *Coin* sortait par une fente placée entre les deux pavés d'une baignoire qu'elle alimentait. Sa température était de 40º 8, et son débit de 3,456 litres.

Le griffon de la source des *Fièvres* émergeait du granit à 135 mètres environ au N. N. E. de la source du *Grand-Bain*; puis l'eau se rendait dans un réservoir en maçonnerie, et de là, par un tuyau souterrain, jusqu'à l'établissement de bains. Sa température était de 32º, et son débit de 6,480 litres.

A 30 mètres environ, et au N. N. O. de la source des *Fièvres*, se trouvait, sur les pentes granitiques du rocher de La Bourboule, la source de la *Rotonde*, dont la densité était de 1,005, la température de 36º, et le débit de 14,400 litres.

La source du *Communal*, émergeant à 7 mètres de profondeur, grâce aux travaux exécutés en 1864, donnait 43,200 litres d'eau en vingt-quatre heures. Sa température était de 25º.

Enfin la source *Nouvelle*, découverte en 1857, donnait 20,160 litres d'eau en vingt-quatre heures, à la température de 47º5. Elle alimentait une buvette et fournissait l'eau hyperthermale aux bains et aux douches de l'établissement.

Voici l'analyse chimique de quelques-unes de ces sources, pratiquée par M. Jules Lefort :

	Source du Grand-Bain	Source du Bagnassou	Source des Fièvres	Source de la Rotonde
	gr.	gr.	gr.	gr.
Chlorure de sodium.............	3.3457	3.1972	0.0298	3.0458
— de potassium..........	0.2353	0.2295	0.2213	0.2164
Sulfate de soude...............	0.2788	0.2829	0.2324	0.2342
Bicarbonate de soude...........	2.2719	2.0157	2.0455	2.0260
— de chaux...........	0.1964	0.1911	0.1774	0.1771
— de fer	traces	traces	0.0063	0.0025
Arséniate de soude.............	0.0126	0.0146	0.0717	0.0722
Acide silicique.................	0.1093	0.1075	0.1080	0.1080
Alumine......................	0.0301	0.0218	0.0182	0.0185
Total des matières fixes..	6.4801	6.0603	2.9126	5.9007
Gaz acide carbonique libre.......	0.3852	0.8780	0.9324	0.9758

A LA BOURBOULE

11

« Si la quantité d'eau minérale que possédait la Bourboule à la fin de 1865, dit avec
raison M. le docteur Nivet, n'avait pas été
augmentée par des fouilles nouvelles, cette
petite ville d'Eaux serait restée un humble village et aurait été rangée parmi les stations
de troisième ordre. »

En 1828, les Eaux « n'étaient fréquentées
que de quelques paysans » (L. Chabory); en
1854, 228 malades sont venus à La Bourboule;
en 1855, 250, et 270 en 1857 (Choussy). L'Établissement primitif appartenait alors à la famille Choussy; aucun décret ne protégeait les
propriétaires. En 1864, les voisins, les Mabru,
commencent à creuser un puits dans leur
propre terrain, à une petite distance de l'établissement. Au mois de janvier 1867, arrivé à
30 mètres de profondeur, ce puits avait tari
quatre ou cinq sources anciennes, et donnait
50 litres d'eau, à 35 degrés centigrades, à la
minute, et 100 litres quelques mois plus tard.
M. Choussy se met aussitôt à l'œuvre, creuse
un autre puits à quelques mètres de celui de
M. Mabru, et trouve, en avril 1869, à 48 mètres de profondeur, une source dont le débit
est de 156 litres à la minute, et la température
de 54°. Ce puits tarit le reste des anciennes
sources et réduit à 20 litres le débit du puits
Mabru (Amiot). C'est le *puits Choussy n° 1*,
qui a été approfondi jusqu'à 78 mètres.

A la même époque, le maire de la commune, M. Michel Grandpré, cède à M. de Sédaiges pour cinquante ans, la ferme de tous les terrains communaux de la vallée, et celui-ci fait aussitôt creuser, sur une petite place (1867), un puits qui porte son nom, et qui fournit 100 litres par minute à la température de 30 à 32 degrés centigrades.

M. Perrière, entrepreneur, creuse plus profondément le puits commencé par M. Mabru, et, en 1869, à 53 mètres de profondeur, une source abondante jaillit, et l'eau du puits Choussy diminue considérablement. Alors M. Choussy entreprend le forage d'un second puits (*puits n° 2*), à 4 mètres du chemin et à 4 mètres du puits Perrière; et en 1876 il fait placer une pompe puissante qui descend plus bas que celle du puits Perrière et épuise la totalité de l'eau de ce dernier. Mais l'année suivante le *puits Perrière* est approfondi à 75 mètres, une pompe plus puissante encore est installée, et M. Choussy voit son puits se tarir. En 1878 celui-ci creuse à 84 mètres ; mais les résultats n'ont pas été conformes à ses espérances.

En 1870, M. Perrière avait creusé un autre puits sur le communal, entre la Dordogne et les maisons de La Bourboule (puiis de la *Plage*), et avait trouvé à 33 mètres de profondeur de l'eau minérale à une température de 25° 5, et dont le résidu par litre était seulement de 2 grammes 926. Le trou de sonde va jusqu'à 120 mètres.

Un autre puits (puits *Central*) a été commencé en 1877 au sud du puits Perrière ; sa profondeur était d'abord de 74 mètres ; elle est aujourd'hui de 126 mètres. Le débit de l'eau minérale est de 45 litres par minute.

En 1872-73, une Compagnie qui s'était formée à Clermont, fora deux puits artésiens sur la rive gauche de la Dordogne, dans l'espoir d'épuiser les puits Choussy et Mabru. A 34 mètres de profondeur on a trouvé une source qu'on nomme source *Fenestre n° 1* ; puis on a continué le forage jusqu'à 161 mètres. La source *Fenestre n° 2* a été rencontrée à 68 mètres. Ces sources jaillissent au-dessus du sol, à l'entrée du parc de Fenestre ; leur température est de 19 degrés centigrades, et leur débit de 140 litres par minute, c'est-à-dire 200 mètres cubes en vingt-quatre heures.

En 1875, la compagnie actuelle s'était fondée ; elle avait réuni les deux sources Fenestre, et tous les puits creusés sur la rive droite de La Bourboule par MM. Mabru, Perrière et de Sédaiges, continué la lutte contre M. Choussy et augmenté considérablement la richesse et la quantité des eaux minérales de La Bourboule (débit actuel dans les seuls puits de la Commune et de la Compagnie : 133 litres à la minute (Amiot), c'est-à-dire 9,115 hectolitres en vingt-quatre heures). Aujourd'hui, et depuis l'année 1879, elle est seule à exploiter toutes les sources de la station. Ce sont : les sources *Perrière, Choussy, de Sédaiges, de la Plage, du puits Central et Fenestre.*

La composition chimique est à peu près la même pour toutes les sources de la rive droite, ainsi que nous le verrons bientôt. « Cependant les sources *Perrière* et *Choussy* sont les plus richement minéralisées et les plus abondantes. Elles jaillissent à la profondeur de 75 et 84 mètres. Leur température au griffon est de 60 degrés centigrades, et leur débit dépasse 400 litres par minute, ou 5,760 hectolitres en vingt-quatre heures. Les eaux de ces sources sont prises par de fortes pompes installées dans ces puits pendant la saison thermale, qui les refoulent soit directement dans les établissements balnéaires pour y être immédiatement employées aux différents services, soit dans d'immenses réservoirs, d'où elles reviennent ensuite aux Etablissements avec la pression due à l'élévation de ces réservoirs au-dessus des locaux où elles sont utilisées.

« Ces pompes sont mises en mouvement par des machines à vapeur ; celle du puits Choussy par une machine installée sous le hangar même que recouvre ce puits. Quant à la pompe du puits Perrière, comme ce puits est situé sous la voie publique, c'est par l'inter-

médiaire d'un puissant câble en fil de fer,
d'une longueur de 30 mètres, que son piston
reçoit l'impulsion que lui donnent les machines Compound, chacune de trente-cinq chevaux,
installées dans le jardin de l'ancienne maison
Peironnel.

« Des pompes du système Letestu, comme
la pompe Perrière, peuvent être placées pendant la saison, suivant les besoins, dans les
puits de Sédaiges, de la Plage et Central. De
larges galeries souterraines partent de ces
puits pour aboutir à une galerie centrale, plus
large encore et haute de deux mètres, qui
forme un tunnel sous l'ancienne maison Peironnel. Dans ces galeries vont et viennent,
d'un mouvement alternatif, les câbles qui ac-
tionnent les différentes pompes ; leurs dimensions permettent aux aides du chauffeur de les
parcourir constamment pour graisser les ga-
lets qui supportent les câbles et s'assurer du
bon fonctionnement des transmissions. Le développement de ces galeries est de 110 mètres.
Tout étranger qui en fait la demande est admis à les visiter. L'escalier qui y conduit
débouche dans le hangar qui abrite les machines à vapeur » (Lamarle).

L'histoire de La Bourboule ne se perd pas
dans la nuit des temps. On n'y a pas trouvé,
comme au Mont-Dore et à Royat, de vestiges
de bains romains. Jean Banc qui a traité de

toutes les Eaux minérales de l'Auvergne, ne
dit mot de celles de La Bourboule ; la chronique cependant rapporte que l'on y venait en
1460 et qu'il y avait alors un hôpital dépendant des seigneurs de Murat : « Le tenancier de
La Bourboule, seigneurie de Murat, de La Bourboule et des Bains (Mont-Dore), reconnaît devoir
payer annuellement quarante sous tournois
pour un certain hospice qu'il doit faire édifier
dans les appartenances de La Bourboule. »
(Note historique sur La Bourboule dans les
Annales de l'Auvergne, tome XXIII, 1850,
p. 228.)

Le premier auteur qui en parle, c'est Duclos
en 1675 : « L'eau du *Bain du village* et celle
de la *Fontaine* qui est au-dessous du Bain se
sont trouvées être semblables. Elles étaient
limpides et manifestement salées. On les a fait
évaporer à peu de chaleur dans des terrines
de grès ; pendant leur évaporation il se formait des flocons blanchâtres qui nageaient au
milieu de la liqueur et se précipitaient peu à
peu au fond. Toute la résidence sèche était le
1/170 du poids de l'eau. C'était presque tout
sel, dont il ne s'est séparé qu'environ 1/20 de
terre grisâtre, qui n'a point reçu de changement au feu. Elle se dissolvait en partie dans
le vinaigre distillé. Le sel de ces Eaux s'est
trouvé être semblable au sel commun.

« L'eau de la fontaine qui est au-dessus du

bain avait plus de sel et moins de terre que
celle du bain.» (Duclos, des Eaux de la Bourboule, paroisse de Murat-de-Quairs, dans :
*Observations sur les Eaux minérales de
plusieurs provinces de France.* Paris, 1675.)

Après Duclos, c'est Chomel (1734) qui s'occupe de La Bourboule. Après avoir parlé des
diverses réactions produites par l'Eau minérale,
il assure que ce n'est pas seulement le sel
commun qui y existe, mais qu'il y a encore un
autre sel, qu'il appelle « sel nitreux alkaly. »
« C'est dommage, ajoute-t-il, que ces sources
soient négligées : on a vu des paralytiques qui
n'avaient reçu que peu de soulagement aux
bains du Mont-Dore guérir parfaitement à celui
de La Bourboule. » (J.-F. Chomel, conseiller,
médecin du Roy, etc. *Traité des Eaux minérales, des Bains et Douches de Vichy.* Clermont-Ferrand, 1734.)

Le Monnier qui écrivait en 1744 est encore
plus explicite à propos de la Bourboule : « La
fontaine minérale, écrit ce médecin, est située
sur le bord de la Dordogne, à une bonne lieue
du Mont-Dore, au-dessous du château de
Murat-le-Quaire, à l'extrémité du petit hameau qu'on nomme La Bourboule. Elle est
couverte d'une voûte de 9 à 10 pieds de haut;
son bassin a 8 pieds de long sur 5 de large
environ; l'entrée est tournée du côté du midi,
et elle est appuyée (la voûte) au nord contre une

colline formée par un banc d'une pierre blanche et friable ; l'eau sort par plusieurs en-
droits, en bouillonnant, et va se perdre par
un petit ruisseau dans la Dordogne. Sa chaleur m'a paru plus grande que celle des bains
de César. — A côté de cette fontaine il y en
a encore une autre beaucoup moins chaude,
qui contient à peu près les mêmes matières.
Le bain est en mauvais état. »(Le Monnier,
médecin : *Observations d'histoire naturelle
dans les mémoires de l'Académie des sciences
de Paris,*1 744.)

Legrand d'Aussy, dans son « *Voyage fait en
1787 et 1788 dans la ci-devant province
d'Auvergne,* » tome II, pages 52 et suivantes,
s'exprime en ces termes : « A une lieue du
village des Bains du Mont-Dore, et sur les
bords de la Dordogne, est un hameau nommé
La Bourboule , dans lequel existe le même
phénomène (existence d'Eaux minérales chaudes et d'Eaux minérales froides). Là sont plusieurs sources, plus chaudes encore de quatre
degrés que le Bain de César; et près d'un ra-
meau de l'eau thermale sort également une
fontaine d'eau froide, qui n'en est éloignée
que par un espace de quatre pieds.

« La Bourboule a aussi son bâtiment des
bains comme le Mont-Dore, et l'on assure
même qu'il s'y guérit des maladies pour lesquelles ceux-ci seraient inefficaces. Malgré

tous ces miracles, le lieu néanmoins est in-
connu, tandis que l'autre a de la célébrité. Il
y a un très gros livre à faire sur le hasard des
grandes réputations. Quand quelque auteur
entreprendra cet ouvrage, parmi les cent
mille et un faits qu'il pourra citer, il n'ou-
bliera pas, sans doute, celui de La Bourboule. »

Après Legrand d'Aussy, plusieurs auteurs,
entre autres Delarbre (1805), Michel Bertrand
(1823), et surtout H. Lecoq (1828) se sont
occupés des Eaux thermales de La Bourboule.

A l'époque de la Révolution, La Bourboule
appartenait encore aux seigneurs de Murat-
le-Quaire ; plus tard, en 1821, Guillaume
Lacoste possédait toutes les anciennes sources, et fit construire, à l'endroit même où
était placée autrefois la piscine dont parle
Lemonnier, un petit Établissement thermal de
6 mètres 70 de largeur sur 4 mètres 80 de
profondeur, composé d'un rez-de-chaussée et
d'un premier étage, et renfermant huit baignoires en lave qui étaient séparées du centre
de la salle par des rideaux en forte toile sus-
pendus à des tringles en fer.

En 1828, la famille Choussy acheta cet Établissement ainsi que les sources et fit établir
des douches descendantes et latérales. En
1859, l'établissement primitif fut agrandi ; en
1867 après le forage du puits Mabru, M. Per-

rière fit construire un nouvel Etablissement
thermal, se composant uniquement d'un rez-
de-chaussée ; ce rez-de-chaussée formait une
vaste salle voûtée divisée en deux parties par
une galerie centrale, de chaque côté de laquelle étaient ménagés des cabinets de bains
et de douches : on y comptait dix-neuf cabinets bien éclairés, spacieux, propres et com-
modes, avec des baignoires en lave (Docteur
Pradier).

Plus tard, en 1876, M. le docteur Choussy
inaugura son grand Etablissement thermal,
qui renfermait soixante-onze baignoires, des
douches, des salles d'inhalation, et de pulvérisation, des buvettes et une piscine. Quelque
temps après, la Compagnie fermière actuelle,
qui n'avait à sa disposition que l'établissement Mabru, fit bâtir un vaste établissement
thermal qui fut livré au public en 1878 ; dé-
puis 1879, toutes les luttes sont terminées, et
la Compagnie exploite seule toutes les sources.

« Il y a trois Etablissements thermaux :
l'*Etablissement Mabru* affecté tout entier à
la troisième classe; l'*Etablissement Choussy*,
consacré au service de la deuxième classe ;
et le nouvel établissement, ou *les Thermes*
affecté à la première classe.

« L'*Etablissement Mabru* contient vingt-
neuf cabinets de bains, une salle de bains de

pieds, une salle de pulvérisation et une buvette. Les baignoires sont en fonte émaillée,
comme dans les deux autres établissements.
Dans chaque cabinet il y a un appareil de
douches locales : l'eau employée vient à volonté, soit directement du puits Perrière, soit
des réservoirs construits dans le parc Fenestre, au nombre de deux, contenant chacun
450 mètres cubes, soit, au besoin, des réservoirs creusés dans le rocher, au-dessus de
l'Etablissement. Les douches sont alimentées
à l'aide de réservoirs spéciaux en tôle qui
dominent les galeries de bains et disposés de
façon à ce qu'on puisse à toute heure les remplir d'eau minérale à la température prescrite
pour les douches.

« L'*Établissement Choussy* touche à l'établissement Mabru. Quoique de forme assez
irrégulière, il est très bien aménagé. Des cabinets de bains se trouvent au rez-de-chaussée
et au premier étage. Au rez-de-chaussée il y
en a quarante-deux, contenant quarante-huit
baignoires (service des hommes).

« Dans la partie ouest de l'édifice, en face de
l'entrée principale, se trouve un grand vesti-
bule carré, au milieu duquel est la buvette.
Autour sont disposées : deux salles d'inhalation, l'une pour les dames, l'autre pour les
hommes ; quelques cabinets de bains, avec
douches locales, qui communiquent directe-

ment avec ces salles d'inhalation, ce qui empêche les malades, qui doivent prendre après
la séance d'inhalation ou un bain ou une douche, de s'exposer au courant d'air ; une élé-
gante piscine pouvant recevoir vingt à vingt-
cinq personnes à la fois ; des vestiaires, des
salles de douches et de vapeur, des salles de
douches ascendantes et de bains de siège, le
chauffoir et l'escalier qui conduit au premier
étage. Les cabinets de bains sont vastes, bien
éclairés et munis d'appareils à douches. Il en
est de même des quinze cabinets du premier
étage, qui contiennent vingt et une baignoires
(service des dames). Le premier étage comprend, en outre, une grande salle de pulvérisation et deux plus petites à l'extrémité Est ;
à l'autre extrémité, au-dessus de la piscine et
des salles de douches, sont établis les bureaux
de l'administration.

« L'*Établissement des Thermes* affecté aux
baigneurs de première classe, est situé au
centre même de La Bourboule, le long de la
Dordogne. Une portion reste à construire ;
lorsqu'elle sera faite, les Thermes formeront
un vaste rectangle dont chaque angle sera
constitué par un pavillon couvert d'un dôme.
Ces pavillons sont unis deux à deux, suivant
les deux grands côtés du rectangle et parallèlement à la rivière, par une superbe galerie
qui traverse un pavillon plus élevé construit

au milieu de chaque grande façade de l'édifice. Ces deux galeries, sur lesquelles ouvrent à droite et à gauche tous les cabinets de bains, sont affectées l'une aux femmes, l'autre aux hommes. Dans les angles des pavillons extrêmes sont aménagés les salles d'inhalation, les chauffoirs, les douches ascendantes et des vestiaires. Les petits côtés du rectangle comprennent la salle de pulvérisation et de humage des hommes et celle des dames, les salles de bains de pieds et des vestiaires. Les pavillons centraux des grandes façades, où sont établis des bureaux et diverses dépendances, sont reliés par une très vaste galerie transversale, immense salle de conversation, au milieu de laquelle est la buvette. Sur les deux côtés de cette galerie centrale sont disposées les salles de grandes douches, de douches et de bains de vapeur, d'hydrothérapie, de massage et de gargarismes.

« Chaque cabinet de bain contient une baignoire en fonte émaillée et un appareil de douches avec boule de mélange. L'eau y arrive avec une pression de 11 mètres. Quelques cabinets, dits de luxe, sont précédés d'un salon particulier. Les autres ont une antichambre disposée en cabinets de toilette. Ils sont tous pavés en mosaïque et les parois sont revêtues de marbre blanc.

« Les salles de pulvérisation, de très grande

dimension, contiennent chacune 21 appareils complets avec les ajutages les plus variés : appareils de humage, pulvérisateurs à
la palette, au tamis, douches nasales, auri-
culaires, pharyngiennes, oculaires, douches
de tête, etc. ; ces appareils sont tous fixés sur
des tablettes en marbre blanc, et séparés par
des consoles de même matière. Depuis quelques années le service des pulvérisations et
des humages a pris une si grande extension
que la compagnie est obligée d'augmenter le
nombre des appareils.

« Dans les salles de grandes douches, des
appareils très perfectionnés permettent de
donner la douche horizontale, la douche en
pluie, la douche en cercle avec douche en pluie,
les douches en siège, dorsales et vaginales,
et de pratiquer le massage humide.

« L'installation des douches écossaises et
d'une hydrothérapie complète ne laisse rien
à désirer. Enfin le massage sec est pratiqué,
les douches et bains de vapeur sont donnés
dans des salles spéciales par des employés
exercés.

« Dans les cabinets de bains, qui sont au
nombre de soixante, comme dans les galeries
et les différentes salles de l'établissement des
Thermes, la lumière est fournie à profusion.
Partout des peintures à fresques ornent les
murs et les plafonds. Rien n'a été négligé sous

le rapport de l'élégance et du confortable ;
aussi l'établissement des Thermes est-il un
des plus beaux et des mieux aménagés qui
existent. »

En résumé, la Compagnie des Eaux de La
Bourboule dispose actuellement de sources
thermales dont le débit est environ de 8 à 900
mètres cubes en vingt-quatre heures, à la tèm-
pérature de 60° au fond des puits, et de 56° à
la sortie ; les sources Fenestre fournissent en
outre 195 mètres cubes à la température de
19°, et cette eau sert à tempérer l'eau hyperthermale qui vient des puits de la rive droite.
Les établissements renferment trois buvettes,
cent cinquante-huit baignoires, une piscine,
quatre salles d'inhalation, quatre salles de pulvérisation et plusieurs salles de douches. De
plus, il existe d'immenses réservoirs qui en
cas de besoin peuvent alimenter les trois établissements. Comme on le voit, l'outillage est
complet, et, quel que soit le nombre des baigneurs, tous les services sont assurés.

CHAPITRE II

Nature des Eaux. — Composition chimique. —
Analyses anciennes. — Analyses récentes. —
Propriétés physiques. — Action physiologique. — Modes d'administration des Eaux.
— Effets des bains. — Hydrothérapie. —
Effets des douches. — Douches générales ;
douches locales. — Bains et douches de vapeur. — Massage. — Salles d'inhalation et
de pulvérisation. — Epoque de la cure. —
Sa durée. — La vie aux eaux. — Régime
et hygiène. — Effets immédiats et consécutifs. — Eau transportée. — Nombres bal-
néologiques.

C'est ici le lieu de faire justice des accusa-
tions absurdes que quelques esprits chagrins
et des personnes malveillantes ou intéressées
ont lancées contre la Compagnie des Eaux, pour
mieux dire, contre la Bourboule elle-même : à
savoir, que la Compagnie avait, par ses travaux
de sondage, altéré la composition de l'eau minérale, fait ainsi diminuer d'une manière sensible
les sels fixes et l'arsenic, et que parfois elle
remplissait les baignoires avec de l'eau trouble
et louche venant directement de la Dordogne.

L'analyse récente de l'Eau minérale mise en
regard des analyses anciennes, ses propriétés

actuelles, suffiront, je l'espère, à dissiper
toute équivoque et à réduire à néant toutes
les calomnies.

La composition des principales sources,
la source *Perrière* et la source *Choussy*,
et celle des puits de *Sédaiges* et de la *Plage*,
et des sources *Fenestre*, est donnée par
l'analyse due à MM. Jules Lefort et Bouis,
membres de l'Académie de médecine, et
relatée dans le rapport fait à l'Académie
par M. Poggiale, dans la séance du 18 mai
1878.

ANALYSE ÉLÉMENTAIRE					
	Source Perrière *ou Choussy*	Sédaiges	La Plage	Fenestre N· 1	Fenestre N· 2
RÉSIDU SALIN PAR LITRE	gr 4.038	gr. 4.528	gr. 2.926	gr. 0.648	gr. 0.992
Arsenic métallique	0.00705	0.00689	0.00193	0.00096	0.00104
Acide carbonique libre et combiné............	1.7654	1.4982	1.2957	.3681	0.5260
— chlorhydrique........................	1.8517	1.7122	1.1161	0.1065	0.1293
— sulfurique	0.1175	0.1035	0.0694	0.0123	0.0291
— *arsenique*.....	0.01081	0.01054	0.00295	0.00147	0.00159
— silicique	0.1200	0.1175	0.1011	0.0717	0.0794
Soude....................................	2.4121	2.2580	1.3997	0.3861	0.6681
Potasse..................................	0.1025	0.0921	-0.0780	0.0081	0.0199
Lithine..................................	indiquée	indiquée	indiquée	indiquée	indiquée
Chaux...................................	0.0739	9.0725	0.0541	0.0080	0.0091
Magnésie................................	0.0135	0.0725	0.0102	0.0036	0.0015
Alumine.................................	indices	indices	indices	indices	indices
Peroxyde de fer..........................	0.0021	0.0018	0.0007	0.0063	0.0100
Oxyde de manganèse......................	traces	traces	traces	traces	traces
Matière organique.......................	indices	indices	indices	indices	indices
Totaux.......	6.40951	5.87654	4.12525	5.97317	1.47399

COMPOSITION HYPOTHÉTIQUE					
	Source PERRIÈRE Source CHOUSSY	Sédaiges	La Plage	Fenestre 1	Fenestre 2
DÉBIT (Amiot) par minute 388 l. 5 {	56° 5	*94 litres* 49°4	*12 litres 8* 27°6	*98 litres 2* 19°1	*39 litres 2* 19°2
TEMPÉRATURE (Lamarle)	60° 1	59°5			
Arsenic métallique	0.00705	0.00689	0.00193	0.00096	0.00104
ou **Acide arsénique**	0.01081	0.01054	0.00295	0.00147	0.00159
ou **Arséniate de soude du Codex**	0.02847	0.02776	0.00776	0.00387	0.00418
Acide carbonique libre	0.0518	0.1662	0.2660	0.0336	0.1654
Chlorure de sodium	2.8406	2.6102	1.7011	0.1626	0.1860
— de potassium.............	0.1623	0.1427	0.1235	0.0129	0.0310
— de lithium	indiqué	indiqué	indiqué	indiqué	indiqué
— de magnésium.............	0.0320	0.0243	0.0180	—	—
Bicarbonate de soude............	2.8920	2.1106	1.6265	0.5862	0.9357
— de chaux............	0.1905	0.1501	0.1390	0.0206	0.0234
— de magnésie	—	—	—	0.0115	0.0048
— de protoxyde de fer......	—	—	—	0.0125	0.0197
Sulfate de soude.................	0.2084	0.1780	0.1231	0.0218	0.0372
Peroxyde de fer	0.0021	0.0018	0.0007		
Oxyde de manganèse.............	indices	indices	indices	indices	indices
Acide silicique	0.1200	0.1170	0.1000	0.0796	0.0794
Alumine	indices	indices	indices	indices	indices
Matière organique................	indices	indices	indices	indices	indices
Totaux........	6.4997	5.5009	4.0979	0.9413	1.4826

Les analyses élémentaires établissent une grande ressemblance entre la composition de l'eau du puits *Perrière* et celle du puits *Choussy*; les communications entre ces deux puits sont en effet si larges que cette composition doit être la même quand on puise l'eau le même jour et à la même heure.

A quelle personne sensée ferait-on croire que la compagnie, qui a à sa disposition près de 900 mètres cubes d'eau thermale par jour sans compter l'eau de Fenestre, se servirait d'eau froide de la Dordogne pour alimenter les baignoires? Et d'ailleurs aucune pompe n'aboutit à la rivière; les tuyaux qui s'y rendent n'en font pas monter l'eau, ils y déversent au contraire l'eau minérale qui a été employée dans les différents services : buvettes, bains, inhalations, pulvérisations, gargarismes, etc.; et de plus, on ne trouve nulle part à la station les appareils de chauffage qui seraient nécessaires pour donner à l'eau de la rivière une température assez élevée.

D'autre part, si l'Eau minérale est quelquefois — ce qui est très rare — un peu trouble, cela est dû au feldspath kaolisé et boueux que l'eau traverse dans les régions profondes et qui s'y mêle surtout lorsque l'épuisement des puits est rapide, et que la pression atmosphérique diminue beaucoup sous l'influence d'un violent orage.

MM. Jules Lefort, Garrigou et le docteur Choussy lui-même ont prétendu que l'arsenic avait diminué sensiblement dans les Eaux de La Bourboule depuis les forages pratiqués par la Compagnie. Or que répondent à cela les analyses ?

Duclos, qui le premier a analysé les Eaux de La Bourboule, dit que l'Eau du Bain donnait à l'évaporation un résidu de 1/170 de son poids, c'est-à-dire à peu près 5 à 6 grammes par litre, composés en grande partie de sel marin.

Chomel trouve de 4 à 5 grammes ; Lemonnier à peu près la même quantité ; Michel Bertrand et H. Lecoq, de 5 à 6 grammes.

En 1854, Thénard constate la présence de l'arsenic à l'état d'arséniate de soude : 0 gr. 02009. M. Jules Lefort, dans son analyse des anciennes sources, faite en 1862, donne comme résultats :

Arsenic métallique : de 0 gr. 00306 (source de la *Rotonde*) à 0 gr. 00621 (source du *Bagnassou*, la plus arsenicale) et résidu salin par litre : de 5 gr. 233 à 5 gr. 745.

Depuis 1872, toutes les analyses qui ont été faites soit par l'Ecole des Mines, soit par MM. Lefort et Bouis, ont donné une composition à peu près semblable ; et enfin les dernières analyses de 1878 ont prouvé que, si les principes salins n'ont guère augmenté, en revanche le débit est devenu beaucoup plus grand, et la température, qui variait entre + 25° et + 45°, s'est élevée jusqu'à + 56° à la surface de l'eau et à + 60° au fond des puits. Parfois, il est vrai, les chimistes ont pu indiquer une minéralisation plus faible ; mais ce qui a changé, ce n'est pas la composition de l'eau, ce sont les analyses elles-mêmes ; car, ainsi que l'affirme M. Dumas, rien n'est délicat comme une analyse d'eau minérale, et les résultats diffèrent suivant que les chimistes ont à leur disposition une quantité plus ou moins grande d'eau minérale, à une température plus ou moins élevée. En outre, les propriétés physiques sont les mêmes : même limpidité, même caractère onctueux, même saveur. On y obtient aujourd'hui les mêmes guérisons qu'autrefois : on peut donc conclure, comme M. le Dr Constantin James, un des hommes les plus experts en la matière, que « les sources actuelles de La Bourboule sont les équivalentes des sources anciennes sous le rapport de leurs propriétés physiques, sous le rapport de leurs propriétés chimiques, et sous le rapport de leurs vertus médicinales. »

1° L'eau de La Bourboule est une eau gazeuse. L'acide carbonique perle dans l'eau des buvettes et dans l'eau des baignoires, et le corps du baigneur est littéralement enveloppé d'une couche de bulles gazeuses.

2º Elle renferme du *bicarbonate de soude* à la dose de près de 3 grammes par litre ; elle est moins riche que les eaux fortes de Vals et que celles de Vichy qui en contiennent de 5 à 9 grammes, mais elle l'est plus que Ems (1 gr. 97), que Saint-Nectaire (2 gr. 311), que Royat et le Mont-Dore. C'est une eau bicarbonatée sodique moyenne.

3º Le *chlorure de sodium*, qui s'y trouve à la dose de 2 gr. 840, environ comme à Saint-Nectaire, et à Bourbon-l'Archambault, la fait classer entre les eaux chlorurées sodiques fortes de Balaruc, Bourbonne, Uriage, Kissingen, Kreusnach; Salins, etc., et les eaux faibles de Luxeuil et de Bourbon-Lancy.

4º Elle occupe le premier rang parmi toutes les eaux *arsenicales* connues. Elle renferme en effet 28 milligrammes d'arséniate de soude par litre — 7 milligrammes et demi d'arsenic métallique — tandis que Cransac n'a que 6 dixièmes de milligramme d'arsenic, Hammam-Meskoutine en Algérie, 5 dixièmes de milligramme, le Mont-Dore, 4 dixièmes et demi (0 gr. 00096 d'arséniate de soude), et Royat 4 dixièmes. Cette richesse en arsenic aurait dû la faire classer parmi les eaux arsenicales ; il n'en est rien cependant, et M. le docteur Boucomont assigne la première place aux eaux du Mont-Dore, pourtant si faiblement arsenicales!(*Les Eaux minérales d'Auvergne.*)

D'après l'Inspecteur de Royat, les autres éléments minéralisateurs altèrent l'effet arsenical
à La Bourboule. Les médecins du Mont-Dore,
et surtout M. Richelot, vont plus loin encore
et prétendent « que les eaux de La Bourboule
par leur enrobement dans les autres éléments
de leur minéralisation perdent assez de leur
caractère arsenical pour être inférieures à celles
du Mont-Dore, tandis que la médication mont-
dorienne représente la médication arsenicale
dans toute sa pureté. » MM. les docteurs Chateau et Vérité ont réduit à leur juste valeur ces
assertions purement gratuites, et les faits cliniques sont assez nombreux pour en démontrer
toute l'inanité.

Les Eaux de la Bourboule se distinguent de
toutes les Eaux minérales voisines par leur thermalité et leur minéralisation. Où empruntent-
elles tous les matériaux qu'elles contiennent ?

Tous les géologues ne sont pas d'accord sur
l'origine des sels contenus dans les Eaux. Tandis que M. Jules Lefort soutient qu'elles se mi-
néralisent au-dessous des terrains cristallisés,
mais qu'elles empruntent leur arsenic au tuf
ferrugineux et arsénifère qui recouvre le granit
d'où elles émergent *(Analyse de l'Eau minérale de la Bourboule. — Congrès de Cler-
mont-Fd.)* MM. Lecoq, Berthelot, Jules Fran-
çois et Garrigou ont une opinion contraire en ce
qui concerne l'arsenic. « L'arséniate soluble,

écrit M. Berthelot, contenu dans les eaux de la Compagnie, tire son origine des profondeurs de la terre. Il est amené par les eaux, par les fissures des terrains granitiques, et il ne se produit pas au contact des terrains désagrégés, schistes et autres, qui sont placés au-dessus du granit.» L'eau ne se minéralise pas au contact des roches sédimentaires qu'elle traverse ; les trachytes ne contiennent pas d'arsenic; il doit en être de même des tufs, qui ont la même origine et la même constitution; et si l'on trouve l'arsenic dans ces tufs, c'est qu'il y a été déposé à l'état d'arséniate de fer insoluble par le liquide minéral lui-même (Nivet).

Il faut donc pour expliquer leur minéralisation admettre l'influence des pressions et la haute température des profondeurs.

La température de l'Eau de La Bourboule est très élevée, avons-nous dit; elle est de 60 degrés centigrades au fond des puits.

On a cherché à expliquer de différentes façons la thermalité des Eaux minérales. Certains auteurs l'ont attribuée à des réactions chimiques qui se passeraient à l'intérieur du globe et dans les roches en contact avec les eaux. Mais, outre que cette thermalité diminue suivant la hauteur où on la recherche, quelles que soient les roches que l'on rencontre, d'un autre côté on ne peut guère « concevoir des actions chimiques qui auraient pu se maintenir depuis si longtemps au même degré d'activité, de façon à laisser aux eaux une composition constante et toujours identique à elle-même. » De plus, si cette hypothèse était vraie, les eaux seraient d'autant plus chaudes qu'elles contiendraient plus de principes minéralisateurs; or l'on sait qu'il est loin d'en être toujours ainsi, et que les Eaux de Chaudes-Aigues en particulier, qui ont une température de $+88^{\circ}$, ne renferment même pas 1 gramme de matières fixes par litre.

D'autres ont supposé que les roches à l'intérieur du globe sont disposées de manière à produire une action électro-motrice, et que ces couples voltaïques constitueraient autant de foyers de réactions propres à développer un calorique d'une intensité extrême, et qui seraient la cause essentielle de la minéralisation des eaux (Fodéré, Socquet et Anglade). Cette opinion n'a guère été admise.

On a admis encore que la thermalité était due à d'anciens foyers volcaniques ayant perdu leur activité ; et Berzélius, entre autres, a défendu cette théorie en se fondant sur l'existence de sources thermales nombreuses en Auvergne et en Bohême, pays essentiellement volcaniques. « C'est en effet dans les terrains soumis jadis ou maintenant aux bouleversements terrestres et aux influences volcaniques que les eaux thermales se rencontrent en plus grand nombre. Telles sont les Pyrénées, les Vosges, l'Auvergne, la Bohême et les Cordillières. » (Durand-Fardel.).

Cette hypothèse ne saurait être absolument écartée ; mais la plus vraisemblable, celle qui obtient le plus de crédit, est celle de la chaleur centrale de la terre.

Descartes pensait que les eaux pénètrent par des conduits souterrains jusqu'au-dessous des montagnes, et que de là la chaleur terrestre les élève comme une vapeur vers leurs sommets, où elles reprennent la forme liquide et jaillissent partout où le sol le permet. (Durand-Fardel.)

Laplace s'exprimait ainsi : « Si l'on conçoit que les eaux pluviales, en pénétrant dans l'intérieur d'un plateau élevé, rencontrent dans leur mouvement une cavité de trois mille mètres de profondeur, elles la rempliront d'abord, ensuite acquerront à cette profondeur une chaleur de 100 degrés au moins, et, devenues par là plus légères, elles s'élèveront et seront remplacées par des eaux supérieures ; en sorte qu'il s'établira deux courants d'eau, l'un montant, l'autre descendant, perpétuellement entretenus par la chaleur intérieure de la terre. Ces eaux, en sortant de la partie inférieure du plateau, auront évidemment une chaleur bien supérieure à celle de l'air au point de leur sortie. » (*Annales de physique et de chimie.* 1820.) On trouve la même théorie développée dans son *Exposition du système du monde.*

Ainsi, le calorique provient simplement des parties profondes du globe encore en fusion, tandis que les parties superficielles se sont solidifiées en se refroidissant et forment ce qu'on appelle la croûte terrestre qui a au maximum quarante kilomètres d'épaisseur. Les observations prouvent, en effet, que plus la profondeur est grande, soit dans les mines, soit dans les puits artésiens, plus le thermomètre s'élève; et l'on a calculé qu'il fallait descendre approximativement de 30 mètres pour voir le thermomètre s'élever de un degré.

Les eaux se réchauffent donc au contact des roches rendues brûlantes par le voisinage du feu central; puis, devenues plus légères, elles s'élèvent en s'imprégnant des substances solubles rencontrées dans les couches qu'elles traversent, et apparaissent au niveau du sol avec une température plus ou moins haute.

Nous avons vu précédemment que l'Eau de La Bourboule renferme comme éléments principaux : de l'*arsenic,* du *chlorure de sodium* et du *bicarbonate de soude,* et qu'elle a une température de 60 degrés centigrades. C'est donc une Eau *hyperthermale, chlorurée sodi-*

que moyenne, bicarbonatée sodique, et la plus *arsenicale* connue. « Elle tient le premier rang, écrit le docteur Choussy, parmi les eaux du Mont-Dore, de Saint-Nectaire, d'Ems et de Royat, par sa *température élevée*, sa *fluidité* et sa *densité*, la *somme de ses éléments minéralisateurs*, approchant de celle *du sang*, la *prédominance extrême de l'élément sodique*, auquel se joignent les autres alcalis : ammoniaque, potasse, lithine, etc., la *prédominance, comme dans le sang, du chlorure de sodium, du bicarbonate de soude et du sulfate de soude*, et la présence de l'*arsenic*, à dose vraiment médicinale. « L'arsenic, contenu dans l'Eau de La Bourboule, dit M. J. Lefort, a la même puissance d'action que dans les préparations pharmaceutiques à base d'arsenic. »

« L'Eau de La Bourboule est limpide, onctueuse au toucher ; elle n'abandonne aucun dépôt dans les bouteilles quand elles sont bien bouchées (Nivet) ; elle assouplit et blanchit la peau.» Exposée à l'air, et vue en masse dans les baignoires, elle se couvre d'une pellicule irisée, elle prend une légère teinte opaline et se trouble légèrement par la concrétion d'une matière grasse organique que l'on a comparée à la sulfurose.» Elle n'encroûte pas les surfaces qu'elle baigne ; mais lorsque son écoulement est entravé, elle laisse à la longue, sur le fond des réservoirs ou des conduits, un dépôt gris-foncé limoneux extrêmement doux, comme savonneux au toucher. » (Choussy.) Il s'en exhale une légère odeur sulfurée, ou plutôt alliacée. Quand on la boit chaude à la buvette, sa saveur est légèrement saline, et on l'a comparée à celle du bouillon de veau un peu salé; lorsqu'elle est froide, c'est la saveur acidule qui prédomine. A la source l'eau est d'autant plus facile à boire qu'elle est plus chaude. Le dégagement d'acide carbonique y est parfois très abondant. Dans les baignoires le corps se couvre promptement d'une véritable enveloppe gazeuse, dont les bulles crépitent avec un bruissement singulier au moment où le corps émerge de l'eau en totalité ou en partie (Docteur Nicolas). La densité est de 1,005.

L'eau de Fenestre est aussi limpide au moment où elle sort que l'Eau de la rive droite; mais elle dépose bientôt un sédiment couleur d'ocre. Elle laisse se dégager beaucoup d'acide carbonique; ce gaz est plus abondant dans la source n° 2. Au goût elle est fraîche, un peu astringente et aigrelette. Sa saveur est agréable. On la boit comme eau de table.

Les principaux éléments contenus dans l'eau de la Bourboule sont:

1° L'arsenic à l'état d'arséniate de soude;
2° Le chlorure de sodium;

3º Le *bicarbonate de soude;*
4º Le *chlorure de potassium.*

Voyons d'abord quelle est l'action physiologique de ces différents corps chimiques, nous en déduirons ensuite celle de l'Eau minérale elle-même.

I. Arsenic. — A dose thérapeutique, l'arsenic produit une augmentation de la soif et de l'appétit, une hypersécrétion salivaire, quelquefois une sensation de chaleur à l'œsophage et à l'épigastre, de la constipation; il facilite la digestion; mais si l'usage en est trop longtemps prolongé, on peut voir apparaître les signes de l'intolérance : nausées, vomissements, coliques, diarrhée.

« Il altère le sang comme tous les corps simples étrangers à la composition de l'organisme et inassimilables; mais il ne diminue les globules rouges que chez les sujets cachectisés par l'abus ou l'inopportunité d'emploi. (Delioux de Savignac.)» Sous son influence, la circulation se ralentit, en même temps que la température s'abaisse. (Rabuteau.) Il active la respiration (Millet), la rend plus complète, plus ample, empêche ou combat l'essoufflement, et facilite ainsi l'hématose. Il augmente la sécrétion urinaire, et comme il se localise particulièrement dans le foie, son influence sur la sécrétion biliaire est manifeste, puisqu'il tend à produire et produit même souvent la diarrhée bilieuse.

« Son action se fait sentir aussi sur le système musculaire, qu'il excite; sous son influence, les muscles des membres se fatiguent moins.

« Il agit incontestablement sur la peau; celle-ci est souvent chaude et sa circulation capillaire animée; et elle présente parfois des colorations et des éruptions spéciales, soit que la matière pigmentaire se modifie et qu'il survienne une teinte brune et plombée, soit qu'il existe des éruptions papuleuses, vésiculeuses ou ortiées.

« Le système nerveux est vivement impressionné, surtout la portion de ce système dévolue aux fonctions de la vie organique : excitation cérébrale, céphalalgie, activité imprimée aux fonctions digestives et respiratoires, aux sécrétions, etc.

« L'arsenic en outre donne aux fonctions assimilatrices et nutritives, tout en les activant, une direction qui les ramène à leur type normal, en excitant les nervules ganglionnaires de la vie organique, sous l'influence desquels s'opèrent les actes primordiaux de la nutrition.

« Comme il est inassimilable, c'est un *altérant* par excellence: il *altère* par sa présence

les humeurs organiques, et y devient l'agent
de réactions anormales qui tournent au béné-
fice d'une médication, lorsqu'elles n'ont pour
s'opérer que les minimes proportions de molé-
cules altérantes introduites avec prudence et
avec mesure. Grâce à son action *altérante*,
aux élaborations vicieuses des humeurs succèdent les élaborations redevenues normales ;
les genèses pathologiques s'arrêtent, leurs produits se résolvent, etc. Mais lorsque l'influence
altérante sort des limites de l'action curative,
il survient de l'amaigrissement, des diffusions
séreuses, de la diarrhée, la langueur des facul-
tés digestives et la cachectisation, d'après cette
loi de Cl. Bernard : Toute substance qui, à
petites doses, excite les propriétés d'un élément organique, les éteint à hautes doses.

« Il faut compter avec l'arsenic sur deux
grandes catégories d'effets thérapeutiques,
dépendant de son double pouvoir d'être :

1º Un *altérant* déterminant à ce titre dans
le sang et dans les humeurs qui en résultent
des mutations spéciales ; d'où électivité d'influence, en mal comme en bien, sur les fonctions nutritives ;

2º Un modificateur spécial du système nerveux, excitant ou paralysant selon la dose, avec
électivité d'action sur la portion ganglionnaire
de ce système, électivité d'action sur certains

organes : organes respiratoires, organes loco-
moteurs, peau, vaisseaux capillaires passant
par les nerfs ganglionnaires qui s'y rendent. »
(Delioux de Savignac.)

II. **Chlorure de sodium.**— Le chlorure
de sodium augmente le nombre des globules
rouges du sang, ainsi qu'il résulte des expériences de Plouviez et de Poggiale; il en retarde
la destruction et active ainsi les combustions.
Voit et Rabuteau ont vu l'urée augmenter
d'une façon très notable dans l'urine, et la
température s'accroître de quelques dixièmes
de degré. Il provoque une hypersécrétion de
la salive et du suc gastrique, et devient ainsi
l'un des agents les plus utiles de la digestion ;
non-seulement il active la sécrétion du suc
gastrique, mais encore il rend ce liquide plus
acide, et favorise ainsi la dissolution du phosphate de chaux dans l'estomac et son absorption (Demange). A petites doses il produit la
constipation ; à dose élevée, il produit une
hypersécrétion intestinale et devient purgatif.
En résumé, le sel marin agit comme modificateur de la nutrition et comme stimulant.

III. **Bicarbonate de soude.** — Le
bicarbonate de soude, à petite dose, c'est-à-
dire à celle où il se trouve dans l'Eau de La
Bourboule, a les mêmes propriétés et la même
action que le chlorure de sodium ; il favorise

la digestion, la circulation, active les combustions, élève la température. Cela se comprend sans peine, puisque les alcalins ingérés à petites doses se transforment complètement en chlorures au contact du suc gastrique dans l'estomac (Expériences de Constant, de Rabuteau et de Ritter, dans lesquelles constamment l'urée s'est trouvée augmentée).

IV. — Ce que nous avons dit du chlorure de sodium peut s'appliquer au **Chlorure de Potassium** ; son action est semblable à celle du sel marin, avec cette différence que s'il augmente les oxydations comme chlorure, il ralentit la circulation comme sel de potassium (Rabuteau).

Nous avons dit que de l'action physiologique de ses composés chimiques devait résulter l'action de l'Eau de La Bourboule. Mais, parce qu'une eau minérale renferme de l'arsenic, du chlorure de sodium, du bicarbonate de soude, il ne s'ensuit pas forcément que son action physiologique doive être rigoureusement la résultante de celle de ces différents éléments. Une eau minérale n'est pas une préparation pharmaceutique ; c'est un tout complexe où il faut tenir compte non seulement de la composition chimique, mais encore de la thermalité, de l'état électrique, de la matière organique que cette eau contient. Tout agit dans une eau

minérale, et il est difficile de démêler les
propriétés intrinsèques et absolues des agents
qui composent la médication thermale. Néanmoins l'observation et l'expérience prouvent
que ce sont les principes dominants qui déterminent la plus grande partie des effets qu'une
Eau minérale produit et des indications qu'elle
remplit.

Les Eaux de La Bourboule ont une influence
manifeste sur toutes les fonctions et appareils
de l'économie : appareil digestif, appareil respiratoire, système musculaire, enveloppe cutanée, innervation, circulation, sécrétions, et
enfin sur la nutrition en général.

Pendant deux années consécutives, nous
avons étudié l'action physiologique de ces
Eaux sur les malades soumis à notre observation, sur plusieurs personnes à l'état sain, et
sur nous-même, en nous entourant de toutes
les précautions indispensables : la balnéation a
été laissée de côté, l'Eau prise uniquement en
boisson, et l'alimentation toujours semblable
chaque jour. Nous avons commencé par un
verre d'eau par jour, bu en quatre fois ; puis la
dose a été augmentée progressivement jusqu'à
quatre verres. Chaque expérience a été pour-
suivie pendant trois à quatre semaines ; les résultats ont été à peu près identiques, en tenant
compte bien entendu de l'acclimatement et de

l'idiosyncrasie des sujets soumis à l'expérimentation.

Pendant la première semaine, en moyenne les huit ou dix premiers jours, l'eau constipe et active l'appétit. Chez quelques-uns l'appétit se maintient pendant toute la durée de l'expérience ; chez d'autres, la langue devient saburrale et l'appétit diminue ; à cette période l'eau est prise avec répugnance, avec dégoût, elle provoque des nausées et souvent de la diarrhée, les symptômes en un mot de l'embarras gastrique. C'est un signe de commencement d'intolérance ; il faut s'arrêter et interrompre pendant quelques jours l'usage de l'eau, ou bien diminuer les doses. En agissant ainsi, tout rentre bientôt dans l'ordre, et l'on peut poursuivre la médication sans être incommodé. Il est très-rare de trouver une intolérance absolue. En réalité, peu d'estomacs sont réfractaires ; mais il faut, pour qu'il en soit ainsi, que l'eau ne soit pas prise à doses immodérées. Le docteur Choussy a remarqué chez quelques malades, vers le septième ou le huitième jour, des accidents inflammatoires du côté du foie, et les symptômes de l'hépatite. Ces accidents sont très rares. La constipation notée dès le début disparaît assez vite, et les fonctions intestinales s'accomplissent normalement.

Après la première semaine il survient une

activité remarquable dans la circulation générale. Alors on peut voir apparaître : 1º Une
fluxion sur les muqueuses, surtout sur celles
des fosses nasales, du larynx et des bronches,
se manifestant par les symptômes du coryza
(enchifrènement, éternuement) et par de la
toux ; mais ces symptômes durent peu, et il
est d'ailleurs toujours facile de les modérer,
même chez les hémoptysiques. Outre ce mouvement fluxionnel, il existe un phénomène
très appréciable, c'est l'ampleur des mouvements respiratoires.

2º Une surexcitation de l'élément vasculaire et de l'élément nerveux de la peau, caractérisée soit par un peu de prurit, ou une
miliaire, ou certaines exfoliations épider-
miques, une sensation de fourmillement, de
chaleur, de démangeaison, soit par de véritables poussées congestives présentant tous
les caractères des éruptions ortiées, papuleuses, vésiculeuses, pustuleuses et autres.
Tous les expérimentateurs sont d'accord sur
ce point : le docteur Choussy a noté la cou-
perose du visage, le lupus érythémateux,
l'eczéma, etc. ; le docteur Prosnowski a produit sur lui-même une poussée aiguë de fu-
roncles, en prenant tous les jours une dose
croissante d'Eau de La Bourboule ; l'Inspecteur actuel, M. le docteur Peironnel, a observé
des phlegmons, des abcès, des érysipèles ; le

docteur Nicolas a constaté l'engorgement de
certains ganglions lymphatiques ; nous-même,
chez quelques-uns de nos malades, nous
avons remarqué une pigmentation de la peau,
chez d'autres enfin quelques plaques d'eczéma,
Nous pourrions multiplier les exemples ; ceux
que nous venons de citer suffisent pour prou-
ver que ces éruptions sont bien dues à l'Eau
minérale elle même, en particulier à l'arsenic
qu'elle contient, et pour montrer ce que
valent les assertions des médecins de la station
voisine, qui ont affirmé que l'Eau de La
Bourboule — qui renferme quinze fois plus
d'arsenic que celle du Mont-Dore — agissait
moins cependant que cette dernière comme
Eau arsenicale : l'Eau de la Bourboule en
effet, disent-ils, qui est à la vérité plus arsenicale, est en même temps chlorurée sodique,
ce qui atténue ses propriétés à cause de l'antagonisme qui existe entre l'arsenic et le
chlorure de sodium, tandis que l'Eau du
Mont-Dore représente dans toute sa pureté la
médication arsenicale. La réfutation de cette
étrange théorie a été victorieusement faite par
les docteurs Château et Vérité à la Société
d'Hydrologie de Paris. D'ailleurs, où est le
prétendu antagonisme entre le sel marin et
l'arsenic ? A dose modérée, le chlorure de sodium donne leur résistance aux globules san-
guins, et la puissance d'absorber une plus

grande quantité d'oxygène; l'arsenic de son
côté fixe l'oxygène dans le globule sanguin et
ralentit les phénomènes d'oxydation. Entre
ces deux corps il n'y a donc que concordance,
sympathie et synergie d'action (Dr Morin).
« L'antagonisme entre le chlorure de sodium
et l'arsenic n'est que partiel; il a lieu uniquement sur la combustion respiratoire, l'arsenic
la modérant, et le chlorure de sodium la favorisant. En thérapeutique, l'antagonisme entre
deux principes actifs n'est jamais complet :
on trouve toujours que certains de leurs effets
sont synergiques ou différents. C'est évidemment ce qui a lieu pour l'arsenic et le chlorure
de sodium réunis dans l'Eau de La Bourboule... L'Eau de La Bourboule agit certainement comme *eau arsenicale* et son action
pharmaco-dynamique, due à l'arsenic, n'est
certes pas diminuée par les effets physiologiques du chlorure de sodium qu'elle renferme. » (Gubler — *Comptes rendus de la
Société thérapeutique*.) « Lorsque les deux médicaments, arsenic et chlorure de sodium, sont
pris concurremment, d'une façon lente et continue dans un but de modifications profondes
de l'économie, lorsqu'ils sont pris en un mot
comme altérants, je crois que bien loin d'être
antagonistes l'un de l'autre, ils se prêtent au
contraire un mutuel concours. » (Gubler —
Annales de la Société d'Hydrologie.)

En règle générale, les éruptions cutanées sont passagères ; elles persistent quelques jours, s'affaissent insensiblement et finissent par disparaître, ne laissant après elles qu'une coloration de l'épiderme qui disparaît à son tour après un temps plus ou moins long. Il en est de même des gerçures de l'eczéma, des vieux ulcères et des manifestations diathésiques : tout cela se répare et se résorbe sans laisser de traces.

3° Un certain nombre de personnes qui boivent l'Eau de La Bourboule accusent, au début de l'expérience, vers la fin de la première semaine, une céphalalgie frontale peu vive, mais persistante, comme un resserrement des tempes, comme un poids au-dessus des orbites. Quelquefois, il y a du vertige, de l'insomnie, de l'inquiétude, de l'énervement ; les membres paraissent brisés, certaines douleurs se réveillent, les malades se tourmentent ; mais, de même que les autres manifestations que nous venons d'étudier, ces accidents ne tardent pas à s'apaiser.

Tous ces symptômes, tous ces effets, constituent ce qu'on est convenu d'appeler la *poussée*. L'excitation qui la caractérise se dissémine dans tous les organes. « Elle se manifeste du côté des muqueuses respiratoires par les phénomènes d'irritation laryngo-bronchique

qui déterminent le coryza et la toux ; du côté
de l'intestin, par de la constipation, quelquefois mais rarement par de la diarrhée ; du côté
des centres nerveux, par de la céphalalgie
frontale, de l'anxiété et une sensation de lassitude ; du côté de la peau, par la tendance congestive qui s'établit au niveau de toutes les
éruptions, etc. Ces phénomènes de poussée
congestive se reproduisent chez un petit nombre de malades à diverses phases de la cure. »
(Docteur Nicolas.) Ils sont très variables chez
les divers malades ; ils se prolongent avec des
phases d'augmentation et de diminution pendant dix, quinze et quelquefois vingt jours,
mais généralement ils ne persistent pas plus
d'une semaine. Les idiosyncrasies jouent un
très grand rôle dans leur développement.
« Quoi qu'il en soit, ces poussées sont suivies
d'un effet inverse qui se caractérise par la dé-
pression des éruptions, le détergement des
tissus enflammés, la décoloration des taches,
la disparition des douleurs, l'apaisement des
démangeaisons, la diminution des produits de
sécrétion morbide de la surface de la peau et
des muqueuses ; et à ce titre on est autorisé à
les considérer comme favorables à la cure, bien
qu'elles n'y soient pas indispensables et que la
uéd iison puisse s'effectuer alors même qu'elles
ne se produisent pas d'une manière apparente.»
(Docteur Nicolas.) Le cœur ne prend point part

à l'excitation vasculaire; il y reste complètement indifférent.

4º Du côté des reins nous avons toujours
noté une suractivité dans la sécrétion. Les
Eaux ont toujours été diurétiques. Nous sommes en cela d'accord avec le plus grand nombre d'observateurs. Voici ce qu'on remarque :
l'envie d'uriner est toujours fréquente, l'urine
est louche et fortement colorée, la quantité
rendue en 24 heures est plus grande que dans
les périodes où l'on ne fait pas usage de l'Eau
minérale. Il est vrai qu'on boit plus souvent;
mais l'urine excrétée n'est pas en relation directe avec la quantité d'eau ingérée, et l'eau
pure est moins diurétique que l'Eau minérale.
En même temps, la quantité d'urée est augmentée, tandis que l'acide urique diminue;
pour mieux dire, si l'urée n'atteint pas le chiffre normal, l'Eau de La Bourboule en augmente
la quantité ; s'il y a exagération, elle diminue
cette quantité, et tend à la ramener à la
moyenne physiologique ; et comme l'urée est
le résultat de la combustion nutritive, l'Eau
de La Bourboule agit en perfectionnant cette
combustion. C'est ce qui ressort de nos observations personnelles et des expériences que
nous avons faites sur plusieurs de nos malades.

Nous les résumons dans le tableau suivant :

EXPÉRIENCES FAITES SUR MOI- MÊME A LA STATION THERMALE
(Analyses de l'urine)

DATES des observations	Température	PRESSION atmosphérique	RÉACTION	ALBUMINE et GLYCOSE	URÉE par litre	ACIDE urique	MATIÈRES fixes par litre	URINE excrétée en 24 h.	OBSERVATIONS
7 juillet 1882	15°	725	acide	néant	11gr 950	0gr 42 en 24h	31gr 50	2 litres	Du 8 juillet jusqu'au 26, il est bu deux verres d'Eau par jour.
15 juillet 1882	17°	735	acide	»	10 202	0gr 40	29 40	2 l. 1/3	
26 juillet	18°	735	acide	»	12 220	0 37	29 40	2 l. 1/2	
3 septembre	17°	730	acide	»	15gr 018 20.068 en 24h	0 50	31gr 50	1 l. 1/3	Repos pendant tout le mois d'août. — Les expériences sont reprises le 3 septembre. Dose : 3 verres d'Eau par jour.
9 septembre	17°	730	acide	»	15 064 21.080 en 24h	0 48	37 80	1 l. 440	
14 septembre	12°	720	acide	»	13 864 24.955 en 24h	0 48	31 50	1 l. 800	
19 septembre	11°	728	acide	»	14 040 26.676 en 24h	0 46	33 60	1 l. 900	
28 novembre (Avant traitement)	5°	735	acide	»	27gr 680 33.215 en 24h	0 40	54gr 61	1 l. 200	Au mois de décembre, nous avons pris à domicile de l'Eau transportée à la dose de 3 verres par jour.
15 décembre	3°	728	acide	»	23 690 38.004 en 24h	0 38	54 65	1 l. 600	
10 avril 1883 (Avant traitement)	12°	732	acide	»	21gr 762 26.114 en 24h	0 45	46gr 20	1 l. 200	Repos jusqu'au mois d'avril. — Alors même traitement qu'au mois de décembre.
1er mai	15°	732	acide	»	22gr 300 28,099 en 24h	0 44	46 20	1 l. 300	

En 1883 et en 1884, pendant la saison thermale, nous avons continué nos expériences, et toujours l'augmentation de l'urée et la diminution de l'acide urique ont eu lieu à peu près dans les mêmes proportions. Trois fois cependant il y a eu diminution de l'urée sous l'influence de l'eau minérale; mais alors avant l'expérience la quantité de l'urée était considérable et dépassait 35 grammes par litre, 39 gr. 500 en 24 heures. L'usage de l'Eau de la Bourboule continué pendant une vingtaine de jours chaque fois fit descendre l'urée à 30 grammes en moyenne par jour.

Chez 4 personnes à l'état sain, la proportion dans l'urée et l'acide urique éliminés a été semblable : augmentation de l'urée lorsque ce produit était au-dessous de la normale — diminution lorsqu'il dépassait la quantité physiologique excrétée en 24 heures.

De même, chez plusieurs malades, atteints soit d'une affection quelconque de la peau, soit d'albuminurie chronique. Nous avons observé en 1882 et en 1883 dix albuminuriques; la conclusion a été identique, ainsi qu'il résulte d'ailleurs des observations qui ont été consignées dans notre travail sur *l'Albuminurie chronique aux Eaux de la Bourboule* (mai 1884).

De son côté, dans son étude sur la Glycosurie et le Diabète traités à La Bourboule, notre confrère, M. le docteur Danjoy, a étudié l'influence de l'eau de la Bourboule sur l'excrétion de l'urée. Les résultats qu'il a obtenus paraissent être en contradiction avec les nôtres. Sur les 8 observations en effet, dans lesquelles il a fait le dosage de l'urée, on trouve cinq fois la diminution de ce produit, 2 fois l'augmentation, et 1 fois l'urée n'a pas varié; mais dans les cas où en définitive il y a eu diminution, on a remarqué au contraire une augmentation assez sensible pendant les dix ou quinze premiers jours de la cure; et si plus tard la quantité de l'urée a diminué, c'est qu'il était survenu chez les malades des troubles gastriques et la perte de l'appétit. Dans les deux dernières observations, la diminution considérable qui a eu lieu tient à cette circonstance : qu'avant le traitement l'urée atteignait un chiffre bien au-dessus de la normale (61 gr. 25, et 52 gr. 72). En résumé, en interprétant les faits, il est facile de voir que la contradiction est plutôt apparente que réelle.

Pour le dosage de l'urée j'ai laissé de côté les procédés de Chalvet et de Liebig dans lesquels on traite l'urée par l'acide azotique, ou par le nitrate de baryte : ce sont des procédés de laboratoire très-délicats. J'ai employé l'uroscope de M. Gillet, et, comme réactif, le réactif de M. Regnaud à l'hypobro-

mite de sodium. Le résultat, quoique un peu
erroné et excessif (l'erreur est de 1/50, et
toujours dans le même sens), suffit largement
dans la pratique.

Je ne crois pas que l'Eau de la Bourboule
agisse comme *eau arsenicale* dans l'excrétion de l'urée. L'arsenic tend plutôt à diminuer cette excrétion, ainsi qu'il résulte des
expériences de Schmitt, Brett-Schneider, Stur-
zwage et Lolliot. L'action qui prédomine ici
est celle du chlorure de sodium et du bicarbonate de soude à petite dose. Néanmoins,
comme à dose médicinale l'arsenic active les
fonctions nutritives, je ne pense pas que ces
trois principes soient antagonistes; ils se prêtent plutôt un mutuel concours, puisqu'en définitive ce n'est pas une augmentation constante de l'urée qui résulte de l'usage de l'Eau
de la Bourboule, mais tantôt une diminution,
tantôt une augmentation, suivant que la quantité de l'urée était en deçà ou au delà du
chiffre normal avant le traitement.

La conclusion de tout ce que nous venons
de dire est que l'Eau de la Bourboule est un
régulateur de la nutrition. « En activant la
fonction respiratoire et la circulation capillaire, elle favorise l'hématose et accélère les
combustions. Et tandis que le travail de désassimilation entraîne ainsi plus efficacement les
produits morbides, l'assimilation utilise

mieux ceux qui sont utilisables. » (Docteur
Nicolas.) « Sous l'influence de l'Eau de la
Bourboule, dit M. Choussy, il est très ordinaire que le poids du corps subisse des changements en plus ou en moins. Le plus souvent,
les sujets qui n'ont pas dépassé le terme de la
croissance augmentent de poids, etc. » Il en
est de même de la plupart des autres ; nos
observations personnelles et celles des malades que nous avons soignés jusqu'ici le démon-
trent surabondamment. Nous avons l'habitude
de peser tous nos malades à plusieurs épo-
ques de la cure, et nous avons toujours vu
que l'augmentation du poids est surtout sensible chez les scrofuleux, les anémiques, les sujets atteints de phtisie torpide, les cachectiques. « Sous l'influence de l'Eau minérale,
ajoute le docteur Choussy, les ulcérations tendent à se cicatriser, les cicatrises vicieuses à
se raffermir : les enfants dont une partie du
corps, une jambe, une cuisse, un bras, une
épaule, etc., a subi un arrêt de développement, regagnent peu à peu ce qui leur man-
quait dans ces parties ; le cal tend de même à
se former dans les cas de fractures non conso-
lidées, les os à se raffermir dans les cas de rachitisme... D'un autre côté, en même temps
qu'on voit à La Bourboule les sujets âgés, chez
qui l'accumulation du tissu graisseux sans
profit pour la force témoigne seulement d'un

amoindrissement de la vitalité, se débarrasser de ce produit d'ordre inférieur, en même temps qu'ils reconquièrent l'intégrité de leurs fonctions : appétit, digestion, sommeil, forces générales, etc.; il faut noter que les empâtements œdémateux s'effacent, aussi bien que les engorgements vasculaires chroniques des muqueuses et des parenchymes; les ganglions tuméfiés entrent en résolution; les périostites et les ostéites chroniques tendent à se dissiper; les séquestres osseux se détachent, les cals difformes s'atténuent, les raideurs articulaires s'assouplissent ; et même, dans beaucoup de cas où on avait pu croire à une ankylose définitive, par exemple après la contention prolongée d'une articulation dans un appareil immobilisateur, à la suite d'une fracture, la mobilité articulaire se rétablit, les épaississements osseux et fibreux, même les dépôts tophacés, qui obstruent et déforment les articulations dans les formes atoniques de la goutte, ainsi que dans le rhumatisme chronique, entrent manifestement en résolution. »

L'action de l'Eau de La Bourboule prise à l'intérieur peut se résumer ainsi: « *Action excitante* de toutes les grandes fonctions organiques et de la nutrition générale, et finalement *action altérante et reconstitutive* dans toutes les maladies chroniques, constitutionnelles, les diathèses et certaines cachexies. Et ces

effets s'expliquent par la réunion naturelle
dans l'Eau minérale de modificateurs puissants,
tels que chlorures et bicarbonates alcalins,
associés en proportions remarquables avec
les plus hautes doses de sels arsenicaux jusque-là connues. » (Docteur Morin.)

En administrant une Eau minérale on se
propose: 1° De faire pénétrer dans l'économie les principes médicamenteux que cette
Eau renferme, et 2° de modifier certains organes d'une manière médiate ou immédiate
par une application directe. A ces deux objets
se rattachent tous les modes d'administration
des Eaux minérales : usage interne, bains,
douches, inhalation, etc. L'Eau agit donc de
deux façons, d'abord par sa constitution, par
ses principes actifs, et en second lieu, par
les différents modes de son administration.

Il en est de l'Eau de La Bourboule comme de
toutes les Eaux minérales. La dose et le mode
de son administration varient suivant les affections auxquelles on s'adresse, les indications
que l'on veut remplir, et l'idiosyncrasie des
sujets qui en font usage.

Elle se prend ordinairement par verrées,
demi-verrées, ou seulement par quarts de
verre, en trois ou quatre fois dans la journée,
en commençant le matin à jeun et en laissant
entre deux doses un intervalle plus ou moins
long. On peut commencer par un demi-verre

ou un quart de verre, pris en deux fois, une
fois le matin, une dernière fois dans l'après-
midi, vers 4 ou 5 heures ; et l'on augmente progressivement jusqu'à ce qu'on soit arrivé à la
dose de trois ou quatre verres, que l'on prend
en quatre fois dans la journée. Quelques personnes en boivent jusqu'à 6 verres par jour, et
même davantage, sans être nullement incom-
modées ; d'autres au contraire ont l'estomac
réfractaire, et une dose minime d'Eau minérale détermine chez elles tous les symptômes
de l'intolérance. Il faut, à mon avis, se tenir
dans un juste milieu. En observant les malades,
on est sûr de ne jamais dépasser la dose médi-
camenteuse ; si l'appétit est bon, si l'estomac
n'est le siège d'aucune douleur, d'aucune
crampe, il ne faut pas se laisser arrêter par la
crainte imaginaire d'un empoisonnement arsenical ; mais s'il survient des crampes, si pour
quelque cause que ce soit l'Eau est mal supportée, on doit commencer par diminuer les doses
sans cesser totalement l'administration de
l'Eau ; l'usage ne doit en être interrompu que
si les crampes persistent.

L'Eau minérale est ordinairement bue toute
pure, telle qu'elle vient de la source. Mais il
n'est pas rare de voir des malades, les enfants
surtout, ne pas pouvoir la supporter ainsi.
Alors on peut la faire couper soit avec du lait,
soit avec du sirop d'écorces d'oranges amères,

ou du sirop de phosphate de chaux, etc. Quelques estomacs rebelles la digèrent très bien lorsqu'elle est additionnée de quelques gouttes de laudanum ou d'une préparation quelconque d'opium. On peut aussi la faire prendre pendant le repas.

Presque toujours l'Eau minérale est employée simultanément en boisson et en bains ; on combine le traitement externe avec le traitement interne.

Comme tous les *bains* d'Eau minérale, les bains de La Bourboule agissent non-seulement par les principes minéralisateurs que l'Eau renferme, mais encore par leur durée, leur température, l'exercice qu'on y fait, etc. Ils sont, suivant les cas, excitants, toniques ou sédatifs.

A la station on ne donne pas de bains froids, c'est-à-dire des bains dont la température ne dépasse pas $+$ 25° ; la température ordinaire à laquelle on conseille les bains varie entre 30 et 36 ou 37 degrés centigrades : c'est alors le bain tiède, tempéré ou indifférent. Ses effets locaux et généraux sont à peu près les mêmes que ceux du bain d'eau ordinaire, en tenant compte toutefois de la composition de l'Eau minérale et de certaines conditions individuelles. Dans la majorité des cas, il produit sur la peau une sensation douce et onctueuse qui la rafraîchit et l'assouplit; il a une action sédative sur le pouls, calme l'excitation nerveuse et laisse après lui un sentiment de force et de bien-être. Néanmoins, il n'est pas très-rare d'observer des effets opposés, caractérisés par l'excitation de la surface cutanée, de la rougeur, des irritations, des éruptions, en un mot par les symptômes de la *poussée*. Il faut alors suspendre le traitement minéral jusqu'à ce que ces phénomènes d'excitation aient disparu, et ordonner même aux malades des bains d'eau douce à température moins élevée (entre 28° et 33° par exemple), soit purs, soit additionnés de son ou d'amidon.

Les bains doivent êtres prescrits à une température plus élevée lorsqu'on veut agir vivement sur la peau et en réveiller les fonctions, lorsque la circulation périphérique est languissante, lorsqu'on tient à produire une révulsion, une dérivation énergiques. C'est alors le bain chaud ou le bain très chaud, dont la température varie entre + 36° et + 45°. Ces bains doivent être pris avec la plus grande circonspection, pour éviter tous les accidents qui pourraient se manifester dans les organes splanchniques, tels que le cerveau et le cœur; et leur durée doit être très courte si l'on veut obtenir les effets thérapeutiques qu'on attend de cette forme de médication. Dans certaines affections on retire de grands avantages en faisant prendre le bain à température graduellement croissante; entre autres, dans quelques cas de rhumatisme chronique, dans plusieurs manifestations de la scrofule, etc.; on peut alors commencer par exemple à une température initiale de $+ 35^{\circ}$ et aller progressivement jusqu'à $+ 40^{\circ}$ et même au-delà. Mais cette manière de faire doit être laissée au discernement et au tact du médecin, et le malade doit bien se garder de faire augmenter la température de son bain de sa propre autorité et sans prendre conseil, s'il ne veut pas s'exposer aux conséquences les plus funestes.

Quelquefois, par exception, on peut prescrire deux bains par jour, un le matin, l'autre le soir; mais si ce moyen balnéaire était trop longtemps prolongé, les malades ne tarderaient pas à éprouver une lassitude extrême. Aussi, lorsque je le conseille, c'est toujours à une époque avancée du traitement, et quand une tolérance parfaite pour les les eaux s'est établie.

Ce que je viens de dire des bains généraux chauds ou tempérés se rapporte naturellement aux bains partiels, tels que bains de pieds et bains de siège. Assez souvent je fais prendre ces bains partiels à eau courante et à température croissante; mais ce sont alors plutôt des douches locales, dont je parlerai bientôt.

La durée du bain est essentiellement en rapport avec sa température, d'autant plus courte que la température est plus chaude ou plus froide. Mais, pour des considérations extra-médicales, la durée des bains tempérés est trop souvent insuffisante et ne peut dépasser 50 à 60 minutes. Si l'on juge à propos de faire prendre à certains malades des bains prolongés, il faut prescrire les *bains de piscine.* Alors il y a pour le malade et prolongation du bain et facilité de l'exercice dans le bain. La prolongation du bain est une condition importante et éminemment favorable lorsqu'il s'agit de combattre un état diathésique profond, ou lorsqu'on recherche une action résolutive considérable. Quant à l'exercice dans le bain, qu'il consiste dans la liberté des mouvements, dans les déplacements que le malade peut effectuer dans l'eau, ou dans la natation et même dans la gymnastique, c'est un excellent moyen de multiplier l'action du bain ; et l'on en retire de très bons résultats.

Nous possédons à La Bourboule un outillage complet pour administrer les *douches* froides ou chaudes. Outre les salles de douches proprement dites où sont installés les appareils pour douches en pluie, en cercle, en jet, en lance, en arrosoir, pour bains de siège à eau courante, pour douches dorsale, vaginale, rectale, périnéale, etc., pour douches écossaises et alternatives, on peut encore administrer des douches aux malades dans chaque cabinet de bain.

La *douche* peut être donnée à la pression de 11 mètres et à une température de $+ 10^o$ à $+ 12^o$ jusqu'à $+ 55$ degrés centigrades. Dans le premier cas, c'est l'hydrothérapie, ou douche froide, pour laquelle on se sert de l'eau ordinaire; à partir de $+ 25^o$ jusqu'à $+ 55^o$ c'est la douche tempérée ou la douche chaude, alimentée par l'eau minérale. Dans les douches la qualité de l'eau perd beaucoup de son importance; ce qui intéresse avant tout, c'est le fait de la percussion modifiée par la forme, la température, l'énergie et la durée.

D'après le but qu'on recherche, les douches peuvent être divisées en résolutives et révulsives. Elles sont générales lorsque l'application s'étend au corps entier avec ou sans la tête; elles sont partielles ou locales, lorsqu'elles sont données sur une ou plusieurs parties déterminées du corps. Elles sont fortes, moyennes ou faibles, selon l'intensité de la percussion, déterminée par la pression de l'eau. Pour être forte, une douche exige une pression de huit mètres au moins (Durand-Fardel).

La manière d'administrer les douches est une question des plus importantes, car c'est du *modus faciendi* bien ou mal compris, bien ou mal exécuté, que dépendent les effets bons ou mauvais de la médication hydrothérapique ; l'eau froide est un puissant modificateur, aussi puissant pour le mal que pour le bien suivant l'esprit qui l'emploie (Tartivel). Le malade doit avoir chaud en entrant dans la salle d'hydrothérapie ; il faut qu'il ait élevé sa propre température par un exercice préalable ; et même, si la température du corps a été poussée jusqu'à la transpiration, qu'il n'attende pas que la sueur ait passé pour prendre sa douche, qu'il se mette au contraire résolûment sous l'appareil sans la moindre appréhension ; la réaction qui doit suivre la douche n'en sera pas arrêtée pour cela. On ne doit attendre que dans le cas où la sueur s'accompagne d'accélération des mouvements respiratoires et des mouvements du pouls. Plus l'eau est froide, plus la durée de la douche doit être courte ; elle ne doit jamais dépasser une minute ; il vaut mieux au contraire se tenir en deçà, car une durée de 15 à 30 secondes est le plus souvent largement suffisante. Lorsque la douche est terminée, le malade doit être aussitôt essuyé avec un peignoir bien sec ; il est bon de frictionner vigoureusement toutes les parties du corps, et de pratiquer une sorte de massage consistant en une percussion modérée de la paume des mains sur les masses musculaires du tronc et des membres. Si la peau se réchauffe difficilement, on fera des frictions générales avec un gant de crin. Puis, le malade s'habillera promptement et sortira pour faire une promenade en plein air; si le temps ne permet pas de sortir, la réaction se fera dans un promenoir couvert. Il doit marcher d'un bon pas pendant 20 à 40 minutes de manière à obtenir une légère moiteur, sans aller cependant jusqu'à la fatigue. Ceux qui ne peuvent pas marcher doivent être reportés dans leur lit où ils seront entourés de tous les moyens propres à favoriser, entretenir ou développer le mouvement naturel de la réaction (Tartivel).

« La température animale, abaissée d'environ deux degrés par la douche, revient rapidement à son chiffre physiologique, et le dépasse de quelques dixièmes de degré, de un degré au maximum; le pouls s'accélère de deux à quatre pulsations. La peau se colore plus ou moins, et présente dans toute son étendue, quand la réaction est énergique, un rouge vif; elle est le siége d'une sensation de chaleur très prononcée, de telle sorte que, si la douche est bien administrée, en rapport avec la puissance de réaction du sujet, jamais l'application froide n'est suivie de chair de poule, de frissons, d'une sensation de froid. Les sujets n'éprouvent aucune des sensations pénibles que malgré toutes les précautions imaginables on ressent constamment au sortir d'un bain chaud.

« La respiration est large, facile, l'individu
se sent fort, dispos, agile, et la sensation de la
faim ne tarde pas à se faire sentir.

« Voilà tout ; et cependant sous l'influence
souvent renouvelée et longtemps continuée de
ces phénomènes insignifiants en apparence, on
voit se produire les changements, les transformations les plus extraordinaires dans le
tempérament, la composition du sang, les
fonctions de circulation, de respiration, de digestion, de nutrition, d'absorption, d'innervation. » (L. Fleury.)

Les douches froides provoquent la stimulation générale de l'organisme ; elles amènent à
la périphérie une circulation qui fait défaut,
font disparaître par conséquent l'engorgement des viscères profonds, régularisent la
circulation générale, tonifient les tissus et les
rendent moins sensibles aux influences extérieures. Aussi l'hydrothérapie est-elle le moyen
par excellence de combattre l'anémie avec
tendance au refroidissement des extrémités,
compliquée ou non de congestion viscérale, la
chlorose accompagnée de nervosisme, les fièvres intermittentes rebelles, la scrofule, etc .

Les *douches chaudes*, les *douches écossai-*

ses et *alternatives* sont d'un usage très fréquent à La Bourboule. Elles sont des agents du traitement excitant, et on les emploie en vue d'augmenter, par le contraste des températures, l'excitation de la peau, de déterminer, par l'afflux plus abondant du sang vers l'enveloppe cutanée, les effets révulsifs, et de faciliter la réaction.

L'action excitante de l'eau chaude varie suivant le degré de la température. Vers 34 ou 35 degrés centigrades, c'est le point indifférent. Ce n'est qu'à partir de là que l'action excitante directe augmente avec la température. La plupart des malades ne peuvent supporter une douche dont la température dépasse 45 degrés; ceux qui supportent jusqu'à 55 degrés sont extrêmement rares.

A ces hautes températures la douche doit être de très courte durée, comme la douche froide; comme elle, en effet, elle exerce une action excitante sur la circulation générale et sur les circulations locales; et si l'application se prolonge, l'action excitante des douches chaudes sur la peau l'emporte rapidement sur celle des douches froides, et l'on peut obtenir par elle, avec une paralysie plus prompte et plus complète des vaisseaux, des actions vaso-dilatatrices plus considérables que par les douches froides.

L'effet est d'autant plus marqué que la dif-

férence est plus grande entre la température
de l'eau et celle du tégument externe; d'où
la possibilité de rendre la douche plus puissante en faisant succéder une douche froide
à une douche chaude, ou inversement. On
obtient par ce moyen des dilatations vasculaires de la peau plus prolongées et plus du-
rables.

C'est sur ce principe qu'est fondée la médication révulsive par les douches alternativement chaudes et froides (douches écossaises,
douches alternatives) (Tartivel).

« Sous l'influence de l'eau chaude, la contraction vasculaire est paralysée, et les vaisseaux dilatés de la surface cutanée se gorgent
de sang. Lorsqu'à la douche chaude succède
immédiatement la douche froide, au moment
où la peau subit le contact du froid, il y a
excitation passagère, contraction des vaisseaux
et reflux du sang vers les parties profondes;
mais à cette excitation succède immédiatement une paralysie plus intense de la contraction vasculaire, et la congestion s'accroît
à la périphérie. Il se produit alors une séda-
tion, une sorte d'anesthésie même. Tels sont
les effets que prépare la douche chaude prolongée. Dans le cas contraire, c'est-à-dire
quand elle est courte, la douche chaude ne
détermine que des phénomènes d'excitation.
On peut donc, selon le procédé employé,

produire à volonté des effets sédatifs et des effets excitants en associant ensemble la douche chaude et la douche froide. » (Beni-Barde.)

La *douche écossaise* se compose d'une douche chaude de durée et de température variables, terminée par une douche froide très-courte. L'eau chaude peut être en commençant à 30 ou 35 degrés centigrades, puis on élève rapidement et graduellement la température de façon qu'elle atteigne 45, 50 et quelquefois 55 degrés dans un espace de temps relativement court, entre 30 ou 40 secondes et 1 ou 2 minutes; la douche terminale doit être aussi froide et aussi courte que possible, et ne pas se prolonger au delà de 10 à 20 secondes.

Quelquefois la douche écossaise s'administre autrement; la température de la douche chaude s'élève lentement et progressivement de 35 à 40 degrés, et reste quelques minutes stationnaire, ensuite on termine par une douche froide en descendant les degrés successifs de l'échelle.

Dans le premier cas, la douche est excitante et révulsive, et convient dans les états morbides où il faut produire une excitation cutanée, un réveil de la vitalité de la peau, par exemple dans les engorgements viscéraux chroniques et torpides, dans les rhumatismes

anciens et rebelles ne présentant aucun caractère d'acuité, etc. J'en dirai autant de la douche très thermale et très courte.

Mais dans le second cas, la douche écossaise est sédative, et doit être utilisée lorsqu'il s'agit de combattre les symptômes dou-
loureux d'une foule d'affections diverses :
rhumatismes articulaires et musculaires loca-
lisés, névralgies, excitabilité nerveuse générale
ou locale, etc.

La *douche alternative*, beaucoup plus
puissante et beaucoup plus active que la douche
froide ou chaude et que la douche écossaise,
consiste à faire succéder plusieurs fois de
suite, et alternativement, une douche chaude
et une douche froide, chacune de très-courte
durée. La succession des douches chaudes et
froides peut se répéter sept ou huit fois de
suite, et sans interruption, et il est inutile que
la durée totale excède une à deux minutes.
Cette douche est d'autant plus excitante que
la différence de température entre l'eau
chaude et l'eau froide est plus considérable.
Elle a les mêmes applications que la douche
écossaise.

Les douches locales ou partielles se donnent avec les mêmes appareils que les douches
générales, produisent certains effets locaux,
révulsifs et dérivatifs, et exercent, soit au
doint d'application, soit à distance, par action

réflexe, une influence modificatrice sur les circulations locales. Elles peuvent être froides, chaudes, écossaises, ou alternatives, comme les douches générales, et s'administrer sur toutes les régions du corps : d'où leur vient les noms de *douches périnéale, vaginale, rectale ou ascendante, splénique, hépatique, hypogastrique, oculaire. auriculaire*, etc., *bains de pieds, bains de siège*, etc. Les effets sont excitants, révulsifs, dérivatifs ou sédatifs, suivant la pression, la température de l'eau, la durée de la douche et les différentes manières de l'administrer.

La douche est souvent indiquée avec ou après le bain. La douche partielle, la douche résolutive doivent être données de préférence avant le bain ; la douche générale, la douche révulsive, après le bain. La température de la douche qui précède le bain ne doit jamais dépasser la température de ce dernier, et se tenir rarement au-dessous. Mais il n'est pas nécessaire qu'il en soit de même pour la douche qui suit le bain. (Durand-Fardel.)

Il arrive assez souvent que les malades, confiants en eux-mêmes, et sans prendre conseil d'un médecin, se font administrer la douche précisément sur l'endroit correspondant à la douleur, sur une articulation, par exemple, qui est le siège d'une affection chronique possédant encore un certain degré d'excitabilité.

C'est là une grave imprudence qui peut devenir la source de nombreux accidents. Cette douche locale à forte pression et à haute température réveille les douleurs et l'inflammation au-delà du point nécessaire pour en opérer la résolution ; elle ne doit être donnée que lorsqu'il existe un état d'atonie tel qu'il est important de produire une stimulation énergique. Dans toutes les autres circonstances, l'excitation produite par la douche générale sur la peau et sur tout l'organisme est presque toujours suffisante pour dissiper une affection locale.

Pour administrer une *douche de vapeur* on se sert d'un tuyau flexible de caoutchouc qui par une de ses extrémités se visse à un robinet dont l'ouverture le fait communiquer avec un réservoir où l'eau est en ébullition, et de l'autre est terminé par une lance de dimensions et de formes variées d'où s'échappe la vapeur. Si la température ne dépasse pas 40 degrés centigrades, si la force de projection est faible, si la durée est prolongée, la douche est émolliente et sédative. Si, au contraire, la température s'élève à + 45°, 50°, 55° et 60°, si la force de projection est grande, la douche sera excitante, la peau rougira, la sueur arrivera en abondance et l'excitation pourra se propager à tout l'organisme. Aussi les douches de vapeurs sont-elles très utiles pour combattre les engorgements chroniques des articulations, les ankyloses, les raideurs articulaires et musculaires, les rhumatismes, les névralgies, etc., certaines dermatoses où il est nécessaire de produire une desquamation rapide et de stimuler vigoureusement les fonctions de la peau, les maladies asthéniques.

La durée de la douche de vapeur ne doit pas dépasser dix à quinze minutes.

Le *bain de vapeur*, abstraction faite du véritable bain que l'on prend dans les salles d'inhalation, est un bain de vapeur par *encaissement*. Le corps est mis en contact avec la vapeur dans une espèce de caisse ou de fauteuil complètement fermé, excepté par el haut où il existe une ouverture assez large pour que le malade puisse tenir sa tête en dehors et respirer l'air extérieur.

La température varie de $+ 36^o$ à $+ 55^o$; mais la température moyenne à laquelle on prescrit le bain est de $+ 42^o$ à $+ 45^o$; et, suivant la température, les effets qu'on observe sont des effets simplement sudorifiques (entre $+ 40^o$ et $+ 45^o$), ou des effets d'excitation locale ou générale (vers $+ 50^o$ et au-delà), caractérisés par une accélération des battement du cœur et du pouls, la rougeur et la congestion de la peau, de la céphalalgie, des bourdonnements d'oreilles, des éblouissements, des vertiges, une soif vive, etc. On comprend que la durée du bain est subordonnée à la température, et qu'elle doit être d'autant plus courte que celle-ci est plus élevée. Elle ne doit dans aucun cas aller au-delà de 30 à 40 minutes.

Lorsque la sueur est établie, on peut ouvrir une fenêtre de la salle et renouveler l'air sans inconvénient; on fait boire au malade un demi-verre d'eau froide de temps en temps; et, s'il existe de la céphalalgie, on la fait disparaître en plaçant sur sa tête un linge imbibé d'eau froide, que l'on renouvelle toutes les cinq minutes, et avec lequel on lui rafraîchit le front, les tempes et tout le visage. Il est bon de terminer la séance par une douche générale froide en pluie ou en jet qui ramène la température, la respiration et la circulation à leur état normal.

Le bain de vapeur est un agent d'une puissante énergie et trouve son application dans les affections dont nous avons parlé précédemment à propos des douches de vapeur : rhumatismes chroniques articulaires ou musculaires, névralgies rebelles, états cachectiques d'origine paludéenne, goutteuse, scrofuleuse ou syphilitique, albuminurie chronique, diabète, etc.; mais il faut que ces bains soient convenablement administrés, de manière à provoquer, suivant les indications, tantôt leurs effets excitants ou révulsifs, tantôt leurs effets sudorifiques ou altérants.

En résumé, les effets thérapeutiques des douches peuvent être divisés en deux grandes catégories; effets primitifs ou directs, effets consécutifs ou indirects. A la première catégorie appartiennent les effets sédatifs, excitants, révulsifs et sudorifiques; à la seconde, les effets toniques et reconstituants, spoliateurs et dépuratifs, altérants et résolutifs.

Aux douches et aux bains s'ajoutent quelquefois des pratiques accessoires, dont la plus importante est le *massage*, qui peut être pratiqué sans qu'on ait d'abord été soumis à l'action de l'eau, ou bien qui se combine avec les bains et surtout avec les douches. C'est ou bien le *massage sec*, ou bien le *massage humide;* et l'une ou l'autre de ces variétés est générale ou locale selon qu'elle s'applique au corps entier, ou seulement à une région déterminée du corps.

« Il consiste en une série de frictions, de frottements, de pression, de pétrissage et de mouvements exercés méthodiquement sur le corps avec les mains, seules ou armées de certains instruments.

« Les principaux instruments dont on se sert sont le gant et la brosse; mais le meilleur de tous est sans contredit la main, qui doit être bien lavée, bien essuyée, légèrement chauffée, et parfois enduite d'un corps gras, tel que l'huile d'olive, le cold-cream ou la vaseline.

« Pour que le massage soit bien fait, qu'il soit méthodique et rationnel, il faut d'abord que la position du sujet laisse les muscles dans le relâchement; alors le masseur doit exercer sur la peau des frictions, des frottements et des pressions, pétrir, manipuler les muscles sous-jacents dans le sens de leur direction; imprimer aux articulations les mouvements divers qu'elles exécutent à l'état normal; graduer la force selon la sensibilité des régions cutanées, l'épaisseur, le volume des muscles et les rapports directs ou indirects que ceux-ci peuvent avoir avec les nerfs, les artères, les veines, les organes thoraciques et les viscères abdominaux. » (Docteur Thermes.)

Le massage exerce une influence sur la peau, sur les muscles et sur les articulations. Il est salutaire dans toutes les affections caractérisées par de l'atonie, et un affaiblissement de l'organisme, telles que le lymphatisme, la scrofule, certaines cachexies, et alors il aide puissamment à l'action du traitement thermal. Les résultats qu'on obtient dans les rhumatismes chroniques, dans la roideur des articulations, dans les fausses ankyloses et dans certains cas de paralysie avec atrophie des muscles, ne sont pas moins remarquables.

Les bains et les douches de toutes sortes constituent la médication thermale externe ; par l'*inhalation* on a pour but de faire absorber l'Eau minérale par la muqueuse respiratoire.

Les salles d'inhalation à La Bourboule diffèrent suivant les Établissements. A l'Établissement des Thermes l'eau est purement minérale, et vient directement de la source ou des réservoirs sans mélange d'aucune sorte. A l'Établissement Choussy, il y a adjonction de vapeur d'eau ordinaire provenant d'un générateur : la force de projection est doublée et la température de la salle augmentée. A l'Établissement Mabru les séances d'inhalation se donnent dans les cabinets de bains, grâce à une disposition particulière des tuyaux qui amènent l'Eau thermale et qui sont placés dans la partie supérieure du cabinet.

Dans les deux premiers Établissements, au milieu de la salle, qui peut contenir huit ou dix malades, et qui ne renferme pas de gradins, mais seulement des chaises de bois, se trouve une cuve métallique de 1m50 de diamètre, dans l'intérieur de laquelle est fixée une planche en bois. L'eau arrive au-dessus de la cuve, et tombe au moyen d'une grosse pomme d'arrosoir, avec une pression de 8 mètres, sur le plancher en bois; elle s'y brise et s'y convertit bientôt en d'abondantes buées qui remplissent l'atmosphère de la chambre ; en quelques minutes, les malades sont plongés dans un véritable bain de vapeur, et les gouttelettes se condensent sur les vêtements et sur les murs. La température s'élève de 25 à 35 et même 38 degrés centigrades, selon la quantité d'eau qui tombe, et que l'on peut régler à volonté. Des thermomètres placés dans l'intérieur des salles indiquent toujours avec précision la température du milieu dans lequel on respire.

Ainsi que l'ont démontré M. Jules Lefort pour les salles d'inhalation du Mont-Dore, et M. Huguet pour celles de Royat, cette vapeur renferme non-seulement les gaz, mais encore tous les sels qui entrent dans la composition de l'Eau minérale.

Les malades se rendent le matin aux salles d'aspiration ou à pied ou en chaises à porteurs. Arrivés aux vestiaires qui précèdent les salles, et qui, grâce à un grand serpentin où circule de l'eau très chaude, sont convenablement chauffés, ils y déposent une partie de leurs vêtements, et entrent ensuite dans la salle d'inhalation revêtus d'un simple peignoir. En y pénétrant, ils ont un moment de surprise, ils éprouvent un peu de gêne respiratoire, une légère dyspnée, et quelquefois même ils ont de petites quintes de toux ; mais tous ces phénomènes sont de courte durée et disparaissent rapidement pour faire place à une douce chaleur, au calme, et à un sentiment de bien-être général ; la toux cesse, et l'expectoration devient plus abondante et plus facile. La peau rougit un peu ; elle est chaude et moite ; la transpiration est augmentée et le corps se couvre de nombreuses gouttelettes aqueuses produites par la condensation de la vapeur. Après être restés dans la salle de 15 à 30 ou 40 minutes, les malades rentrent au vestiaire, où ils se débarrassent de leur peignoir, et où ils reprennent leurs vêtements ; s'ils ont de la céphalalgie, ils prennent un bain de pieds d'Eau thermale, et se font ensuite porter au lit en chaise à porteur. Il est bon que les draps du lit soient réchauffés à leur arrivée à l'hôtel. Ils peuvent demeurer couchés pendant une demi-heure ou une heure ; ce temps est nécessaire pour faire tomber l'excitation de la peau et des voies aériennes.

Lorsque, à la sortie de la salle d'inhalation, la peau est violemment excitée, on peut faire prendre au malade un bain thermal ; le bain est alors sédatif, et la déperdition du calorique accumulé dans l'organisme arrive peu à

peu, sans crainte d'un refroidissement brusque.

Quand chaque série est terminée, les fenê-
tres de la salle sont immédiatement ouvertes ;
une ventilation énergique s'établit et chasse
au dehors l'air et les vapeurs respirés par
les malades.

L'absorption pulmonaire se fait avec une
puissance et une rapidité remarquables. La
surface respiratoire est la voie la plus sûre
et la plus prompte pour l'absorption des médicaments. Cette membrane absorbe les gaz,
les vapeurs de toute espèce, les substances
volatiles, pulvérulentes et liquides, qui passent ainsi par les veines bronchiques dans les
veines pulmonaires, et de là dans le sang arté-
riel (G. Sée). De plus, les inhalations ont une
action immédiate sur les parties de l'arbre
bronchique avec lesquelles les vapeurs sont
en rapport. « Le remède est en rapport
direct avec le mal ; non-seulement il agit sur
la muqueuse pulmonaire, de façon à faire
disparaître l'état catarrhal, mais c'est surtout pour obtenir la cicatrisation des cavernes et des cavernules que ces inhalations sont
utiles ; elles font l'office du baume sur une
plaie, c'est un vrai traitement topique compa-
rable au traitement d'une blessure. » (Bou-
dant.) Ce n'est pas uniquement l'acide carbonique qui agit, ni les autres gaz, ni la vapeur

d'eau, à l'exclusion de tous les autres éléments : chaque atome de vapeur est une eau minérale complète, et tous les principes que l'eau renferme : arsenic, chlorures, sels de soude, etc., manifestent leur action. L'atmosphère qui entoure chaque malade, composée de vapeurs mélangées d'acide carbonique, d'arsenic, de sels alcalins, de chlorures, a perdu une grande partie de son oxygène ; la vapeur d'eau de son côté est émolliente, et corrige ce que les gaz et les sels auraient de trop actif pour les bronches ; il y a donc diminution du principe excitant, l'oxygène ; intervention d'un milieu émollient, la vapeur d'eau; d'un agent sédatif, l'acide carbonique ; et de substances médicinales parmi lesquelles l'arsenic est la plus importante ; tout concourt dans ces salles à aider l'effet topique des vapeurs minérales, tout se réunit pour porter dans les voies respiratoires un état de calme et de détente. Aussi l'inhalation est-elle un mode de traitement d'une valeur indiscutable.

C'est une médication puissante, mais qui n'est pas supportée par tous les asthmatiques, emphysémateux et bronchitiques. A un grand nombre d'entre eux, surtout à ceux chez qui existent quelques troubles cardiaques, il faut conseiller de s'abstenir complètement de ces chaudes étuves, et leur recommander, au contraire, une autre méthode d'application des vapeurs, qu'on appelle le *humage*.

L'appareil qu'on emploie pour le humage se compose d'une tige verticale par où monte l'Eau minérale. A l'extrémité supérieure, tout autour du sommet, la tige est percée de cinq ou six petits trous qui donnent passage chacun à un mince filet d'eau. Ces filets d'eau viennent se poudroyer, sous une pression de 5 à 6 atmosphères, contre les parois d'une coupe métallique d'où ils s'échappent én rayonnant. Des deux parois latérales et opposées de la coupe s'élève en berceau un arc métallique recouvrant presque toute la surface de la coupe, mais laissant un vide en avant et en arrière pour le passage de la buée, qui s'échappe quand l'appareil fonctionne. Le malade assis devant l'appareil, se couvre d'une serviette qui bouche le vide opposé à lui, de manière à ramener l'eau poudroyée dans l'espèce de cornet formé en avant par la serviette et dans lequel il plonge la tête tout entière, ou seulement le nez et la bouche. (Docteur Morin.) Il doit faire lentement des inspirations plus ou moins fortes ; de cette façon la vapeur pénètre doucement et facilement jusqu'aux bronches. Selon la distance à laquelle il se tient de l'appareil, la buée est chaude ou tiède. Les séances peuvent durer de 15 à 30 minutes sans fatigue.

Les avantages du humage sont incontestables : on évite une atmosphère trop chaude ;
le corps n'est pas mouillé par la vapeur con-
densée, et le malade respire une vapeur dont
la richesse en principes minéraux est toujours
la même. L'effet produit est presque constant;
l'irritation laryngée se calme, l'expectoration
devient plus facile, et les malades très impres-
sionnables ne subissent pas cette excitation
de la peau qui se produit dans les salles
d'inhalation.

La *pulvérisation* constitue, non pas un
procédé, mais un système tout particulier
d'inhalation, puisqu'elle a pour objet de porter dans les organes respiratoires, non plus
des gaz et des vapeurs, mais l'eau minérale
elle-même, réduite en poussière impalpable,
en nature et dans toute son intégrité.

L'Eau minérale arrive par un conduit spécial dans une petite cuve, où elle est chauffée
au moyen d'un serpentin dans lequel circule
de la vapeur ; de là par une pompe elle
est refoulée, à une pression de quatre atmosphères au moins, dans les pulvérisateurs.
L'eau sort par une ouverture capillaire et
vient se briser contre une palette concave qui
surmonte l'appareil, ou bien se transforme en
une poussière excessivement ténue en traver-
sant un tamis à mailles très serrées. Elle se
refroidit un peu en sortant du pulvérisateur

et tend à se mettre en équilibre avec la température ambiante, quel que soit d'ailleurs le degré de chaleur où est porté le liquide avant la pulvérisation.

La composition chimique de l'eau minérale n'est pas modifiée ; en se transformant en poussière, le liquide n'éprouve aucune altération, et le malade en respirant la poussière aqueuse peut avoir la certitude qu'il absorbe le médicament aussi bien que s'il prenait l'eau en boisson. L'Eau de La Bourboule est en effet une eau fixe, très stable, qui ne subit aucune altération au contact de l'air, et l'analyse chimique prouve que les quantités des principes minéralisateurs sont sensiblement les mêmes que dans l'eau provenant de la source.

Les salles de pulvérisation sont précédées de vestiaires où le malade dépose une partie de ses vêtements et où il prend un ample peignoir et une bavette en toile cirée. Arrivé dans la salle, il a le soin d'étendre sa bavette sur la table de marbre qui se trouve au-dessous de l'appareil, puis il reçoit l'eau minérale poudroyée sur l'organe malade : bouche, arrière-gorge, yeux, oreilles, cuir chevelu, fosses nasales, etc. C'est le médecin qui devra indiquer s'il doit être fait usage du tamis ou de la palette, et quelle durée devra avoir la séance de pulvérisation. On peut rester une demi-heure ou trois-quarts d'heure dans la salle, mais en divisant le temps consacré à la pulvérisation par des intervalles de repos plus ou moins longs. Le malade devra faire de fréquentes et profondes inspirations, respirer par la bouche grande ouverte, porter sa tête en avant et projeter autant qu'il le pourra sa langue en bas et en dehors ; si le sujet respire par le nez en même temps que par la bouche, la pénétration de l'eau est imparfaite; car alors la respiration nasale empêche le voile du palais de se relever, la colonne d'eau vient se heurter contre cet obstacle et ne peut passer qu'en partie par l'espace rétréci qui sépare la base de la langue du pharynx.

Au début, plusieurs malades éprouvent une certaine difficulté à respirer de la sorte ; mais il leur faut peu de temps pour s'y habituer.

L'Eau minérale étant mise en contact avec les muqueuses du pharynx, du larynx, des bronches, le traitement sera vraiment topique, et par conséquent l'action très puissante. Aussi en retire-t-on d'excellents résultats dans l'amygdalite et l'angine chroniques, dans les paralysies du voile du palais et dans les laryngites chroniques et granuleuses. L'eau pulvérisée produit aussi d'heureux effets dans certaines affections de la face, du cuir chevelu, des yeux, des oreilles, telles que eczéma, acné, lupus, pityriasis, blépharites, conjonctivites granuleuses, eczéma du conduit auditif, etc.

Nous avons passé en revue les divers moyens curatifs employés à La Bourboule. Mais il en est d'autres qui, pour être secondaires, n'en sont pas moins importants pour le malade : Nous voulons parler du *régime* à suivre, de l'*hygiène*, de l'*époque* et de la *durée de la cure*, etc. « La part que les conditions hygiéniques peuvent prendre aux résultats thérapeutiques obtenus auprès des sources thermales, dit le docteur Durand-Fardel, est telle que je la considère comme faisant partie intégrante du traitement thermal. Vous n'aurez pas de peine à croire en effet que si l'on venait à faire couler au centre de Paris les eaux minérales les plus actives, et dans leur plus grande intégrité, celles-ci ne produiraient pas les effets que l'on en rapporte, lorsqu'on est allé les chercher aux Pyrénées ou dans l'Auvergne... Les circonstances accessoires à la médication thermale qu'entraîne un séjour aux eaux minérales, se peuvent rapporter aux deux faits suivants : changement de climat ou au moins de milieu, changement d'habitudes par la distraction et l'exercice auxquels on se livre habituellement aux eaux. La médecine possède deux sortes de moyens pour conspirer avec l'organisme

au rétablissement de la santé : les uns con-
sistent dans l'emploi de médicaments ou de
procédés thérapeutiques, les autres dans des
pratiques purement hygiéniqueset ces divers
ordres de moyens peuvent, suivant les circonstances, être usités séparément ou combinés ensemble, car l'hygiène peut aussi
bien qu'une médication, et quelquefois à un
plus haut degré, amener dans un organisme
altéré des modifications salutaires, c'est-à-dire
une impulsion vers le retour aux conditions
normales.

Les conditions atmosphériques, l'exercice et
la distraction sont les trois éléments pris dans
le sens hygiénique que les malades ont à rencontrer aux Eaux minérales.

Un des avantages des eaux situées dans les
montagnes, c'est de solliciter par la beauté
des sites, par le charme et l'imprévu des
promenades, par l'entraînante séduction des
courses à cheval, des habitudes d'une haute
portée sous le rapport hygiénique .et thérapeutique. » (Durand-Fardel. — *Traité thérapeutique des Eaux minérales.*)

« En arrivant aux Eaux, a dit Alibert,
faites comme si vous entriez dans le tem-
ple d'Esculape; laissez à la porte toutes
les passions qui ont agité votre âme, toutes
les affaires qui ont si longtemps tourmenté

votre esprit. » En effet l'ennui est très préjudiciable au succès de la cure thermale ; aussi est-il très important de ménager aux malades des distractions qui les occupent sans les fatiguer. Les pratiques balnéaires, la marche, les ascensions des montagnes, la promenade en voiture, l'équitation, en un mot tous les exercices corporels sont salutaires, pourvu qu'ils soient modérés et réglés sur le degré de vigueur des malades. Et s'il n'est pas vrai de dire que les résultats heureux qu'on obtient d'une cure à une station thermale sont uniquement dus au changement d'air et de climat, et aux distractions qu'on y rencontre, il est certain toutefois que ces conditions hygiéniques y contribuent puissamment.

Les personnes insensibles aux jouissances de la nature, énervées ou blasées sur tout, et qui pendant des années n'ont pas quitté leur maison ou ne sont pas sorties de leur rue froide, humide, à air vicié, ces personnes revivent dans les stations thermales de la vie physique, morale et intellectuelle, et l'aspect des beautés de la terre les rend sociables et très heureuses de vivre. (Dr Petit.)

A La Bourboule, le malade se lève ordinairement le matin vers six ou sept heures, suivant la série dans laquelle il est inscrit pour les bains, ou pour les séances d'inhalation. Il doit se vêtir un peu plus chaudement

que ne le ferait une personne bien portante,
et qu'il n'est besoin de le faire au milieu de
la journée, et se munir d'un pardessus ou
d'un châle qu'il prendra à la sortie du bain
ou de la salle d'inhalation. Il boit un ou
deux quarts de verre, un ou deux demi-
verres d'eau à jeûn, avant ou après le bain,
suivant les prescriptions du médecin. Le déjeuner a lieu à dix heures et demie ou
onze heures; et, après le déjeuner, certains
baigneurs qui n'ont pas terminé leur traitement le matin, font de courtes promenades,
ou bien passent quelques heures soit au Casino, soit au Parc, tandis que les autres font
des excursions plus éloignées. Ceux-ci vont à
pied, en voiture, à cheval ou à âne au Mont-
Dore, au pic de Sancy, à Murols, au lac de
Guéry, etc. D'ailleurs, tous les environs de
La Bourboule sont autant de buts de promenades pittoresques et intéressantes. Vers
quatre heures, on se réunit autour des buvettes pour y boire le premier verre d'eau du
soir; et à cinq heures et demie a lieu le
dîner. Les repas se prennent à table d'hôte;
il n'y a que les malades qui ne peuvent pas
quitter la chambre qui font venir leur dîner
chez eux. La cuisine est en général simple et
bonne; les aliments ne sont ni trop gras ni
trop épicés, et on ne fait pas abus de sauces
ni d'autres mélanges. Les règles hygiéniques

applicables à chaque maladie n'ont rien d'absolu sous le rapport du régime; elles conviennent dans la plupart des cas, et c'est au médecin qu'il appartient de leur faire subir des modifications. Il faut conseiller aux malades de savoir résister à l'action apéritive de l'Eau et du grand air, leur défendre tels ou tels aliments suivant l'affection dont ils sont atteints; en un mot, le régime doit être en rapport avec la maladie et la constitution du baigneur.

Lorsque la nuit arrive, les baigneurs doivent éviter les refroidissements; un bon et long sommeil est très utile, souvent même il est indispensable pour supporter la cure qui est quelquefois très fatigante.

La saison commence à La Bourboule le 25 mai pour finir le 1er octobre. Pendant ces quatre mois les malades peuvent venir; le traitement est aussi efficace à un moment qu'à l'autre, et les baigneurs qui font leur saison pendant les mois de juin ou de septembre obtiennent des résultats aussi favorables que ceux qui viennent en juillet et en août, pourvu toutefois que les pluies ne soient pas trop froides et ne se prolongent pas trop.

La durée de la saison est très importante. Dans cette question le médecin a trop souvent à combattre des préjugés bien enracinés; beaucoup de malades en effet, avant de partir de chez eux, ont déjà fixé le nombre de semaines qu'ils passeront aux Eaux, ou bien demandent en arrivant combien de temps ils devront rester et combien de bains ils devront prendre.

Il est presque impossible de pouvoir leur répondre avec certitude, et on doit les prévenir immédiatement que l'effet obtenu est la seule mesure qui décidera s'ils doivent continuer la cure ou quand ils pourront la cesser. En ne restant que trois semaines ils compromettent souvent leur guérison, car il est facile de comprendre que cette durée de trois semaines est bien peu de chose lorsqu'il s'agit de combattre des maladies chroniques qui datent de plusieurs années. Aussi le désir de terminer au plus vite la saison est souvent cause de l'abus que font les malades de l'eau minérale. Ils boivent l'eau en quantité parfois considérable, prennent deux bains par jour ; de cette façon les traitements sont hâtifs, mal dirigés, il arrive du dégoût pour les aliments, des symptômes d'intolérance, assez souvent de la diarrhée ; et alors les malades quittent la station avec la conviction que la médication thermale leur est défavorable, alors au contraire qu'un traitement bien dirigé et suffisamment prolongé eût amené les meilleurs résultats.

« Tout malade sérieux qui va aux eaux,

dit le docteur Peironnel, doit se préoccuper constamment de tirer le meilleur parti possible du traitement pour lequel il se déplace. S'il se tient au-dessous des doses qui convenaient, il se refusera une partie des chances de guérison qu'il pouvait espérer; s'il se place au contraire au-dessus de ces doses, il entame une campagne dangeureuse pour son organisme.

« Il dépasse le but à atteindre, il n'améliore rien et il peut compromettre davantage sa situation. Pour éviter ces deux écueils, la meilleure méthode consiste à bien étudier sa constitution et à bien connaître le remède à l'action duquel on va le soumettre. Il faut en outre suivre pas à pas le traitement, accorder un peu plus en un jour, retenir un peu plus en un autre, subordonner enfin, avec le plus grand soin, chaque quantité du médicament et chaque mode d'administration aux dispositions particulières du sujet et du moment. Ces précautions sont utiles partout. Elles sont indispensables quand il s'agit des eaux minérales les plus actives. Les plus belles cures que j'ai faites sont tout particulièrement celles que j'ai le plus surveillées. Aussi mon grand, mon irréalisable désir, serait-il de voir chacun de mes malades chaque jour pendant son traitement. Si je pouvais faire niais, la proportion de guérisons que nous

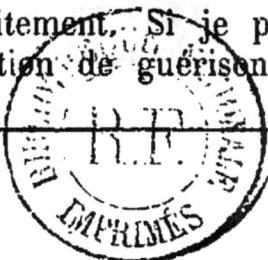

obtiendrions augmenterait, j'en ai la certitude, d'une façon notable. »

« La durée de la cure doit être, suivant le docteur Peironnel, de seize à quarante jours. Elle est subordonnée en grande partie aux goûts et aux ressources ; mais elle l'est aussi à la nature de la maladie. Les affections névralgiques ou rhumatismales sont traitées en seize ou dix-huit jours.

« Toutes les autres, surtout les scrofules, les maladies de la peau et la syphilis constitutionnelle, exigent un traitement de trente à quarante jours. Les cures les plus longues sont de tout point les plus difficiles à conduire à bonne fin. Aussi est-ce bien dans leurs dernières périodes que l'on peut craindre d'être alternativement ou simultanément traversé par la poussée, la fièvre thermale, par la saturation, accidents très communs dans notre pratique des eaux. »

En résumé, la fixation de la durée de la saison est un problème qu'aura à résoudre le médecin ; les données en seront puisées dans l'observation du malade, le genre de maladie, la température régnante, les incidents du traitement, etc. En tout cas, cette durée ne peut pas être fixée à l'avance. Ce chiffre de vingt et un jours est donc tout à fait arbitraire et sujet à varier ; et même certains malades, après un repos de quelques semaines, devront recommencer une seconde saison qui complètera le traitement. Cette seconde saison pourra être plus courte que la première.

Sous l'influence du traitement hydro-minéral de grandes améliorations se produisent dans l'organisation à la station elle-même; mais quelquefois le résultat favorable ne se montre que plus tard; au moment où ils quittent les eaux, les malades sont encore sous l'influence de l'action minérale, et c'est graduellement que l'équilibre et l'harmonie se rétablissent dans le jeu des organes.

Ils partent tristes et découragés, sans ajouter aucune créance à l'efficacité des eaux, et persuadés que celles-ci ont été impuissantes; mais quelque temps après, un mois, deux mois, et quelquefois davantage, après la saison thermale, les effets du traitement se font sentir et une amélioration considérable se manifeste; ils sont alors enchantés du résultat obtenu, et reviennent spontanément en grand nombre, la seconde ou même la troisième année, pour consolider par une nouvelle cure les heureux résultats que leur avait procurés une première saison.

La plupart des maladies soignées à La Bourboule étant tenaces et presque toujours constitutionnelles, il est rare qu'une seule saison suffise pour les faire complètement disparaître; une ou plusieurs autres saisons sont

nécessaires; mais, en outre, il faut absolument
que l'Eau soit prise et continuée dans l'intervalle. Elle se boit alors à domicile, soit en se
rapprochant le plus du mode d'administration
de l'Eau prise à la buvette de l'Etablissement, c'est-à-dire en la chauffant au bain-
marie jusqu'à 35 ou 40 degrés, et en y ajou-
tant un peu d'eau de Seltz, soit en la coupant avec du lait, ou bien encore en la
prenant froide pendant les repas et mélangée
avec du vin. Elle se conserve sans altération
et ne perd aucune de ses propriétés. Elle
procure la facilité de graduer à volonté l'administration de l'arsenic et de donner ce médicament sous la forme la plus inoffensive et
la plus facilement assimilable.

On peut la prescrire à la dose de un à
deux verres par jour, selon la constitution et
le tempérament du malade, et sans crainte
d'intoxication arsenicale, en augmenter graduellement la dose de manière à arriver à
trois ou quatre verres par jour, et continuer
ainsi pendant vingt ou trente jours. Le malade se repose ensuite pendant quelques semaines, puis il reprend l'Eau minérale une
fois ou deux encore suivant les résultats
obtenus.

L'Eau transportée a sensiblement les mêmes
propriétés que prise à la source et produit à
peu près les mêmes effets thérapeutiques.

On peut aussi en faire usage à l'extérieur sous forme de lotions, d'irrigations, d'injections, de douche locale, de pulvérisation, etc., etc.

C'est grâce à l'efficacité des Eaux bues à domicile que leur exportation prend d'année en année une extension de plus en plus grande; elles sont répandues non-seulement dans toutes les villes de France, mais encore à l'étranger où on en fait une consommation qui va toujours croissant.

Parallèlement, le nombre des baigneurs augmente dans la station; il y a sept ou huit ans à peine, le chiffre des malades n'atteignait pas mille; mais lorsque la lutte entre M. Choussy et la Compagnie des Eaux fut terminée, et que cette dernière fut seule propriétaire des sources, le nombre s'accrut dans une proportion considérable. Cette progression ne s'est pas démentie : en 1882, il y a eu 5,500 étrangers; en 1883, 5,800; et si en 1884 les nombre des arrivées est descendu à 5,400, en retard de 400 sur celui de l'année précédente, en revanche le nombre des malades a été bien supérieur à celui de la saison de 1883, puisqu'il a été délivré du 25 mai au 30 septembre 3,144 tickets de buvettes, tandis qu'en 1883 on n'était pas arrivé à 3,000.

CHAPITRE III

Action thérapeutique des Eaux de La Bourboule. — Maladies traitées à La Bourboule : 1° Lymphatisme et scrofule : maladies des os et des articulations (périostoses,
exostoses, caries, nécroses, tumeurs blanches). Adénites chroniques, etc.
2° Arthritisme. — Herpétisme. — Maladies de
la peau. — Rhumatisme chronique articulaire, nerveux, musculaire, noueux.
3° Inflammations des voies respiratoires : Coryza chronique. — Inflammations granuleuses de la gorge, du pharynx et du larynx. — Bronchites. — Asthme. — Phtisie.
4° Diabète. — Albuminurie. — Chloro-anémie. — Maladies des femmes. — Syphilis.
— Cachexie paludéenne, etc. — Contre-indications.

« Les Eaux minérales, dit Durand-Fardel,
sont sans contredit la médication la plus considérable et la plus active des maladies chroniques, la plus usitée aujourd'hui, et qui n'est
pas moins volontiers acceptée des malades que
prescrite par les médecins. » Leurs indications,
leurs spécialisations, dépendent naturellement d'un côté de la minéralisation de l'eau,
des propriétés physiologiques et thérapeutiques inhérentes à ses principes dominants,
de la manière dont ces principes se dessinent
parmi les autres ; d'un autre côté, de certains agents qui sont indépendants de la

constitution de l'eau et qui sont la thermalité, les agents balnéothérapiques si variés, et les conditions hygiéniques dues au changement de milieu. Mais ce qui doit dominer tout le reste c'est évidemment la nature des principes constituants.

Nous avons vu qu'à La Bourboule l'Eau est très thermale et qu'on peut la donner à des températures variées par le mélange d'eau minérale froide ou d'eau douce, qu'elle est chlorurée, bicarbonatée sodique et très arsenicale, et que, grâce aux chlorures, aux bicarbonates alcalins et à l'arsenic, tous modificateurs très puissants, elle a une action excitante sur toutes les grandes fonctions organiques et sur la nutrition générale, et finalement une action altérante et reconstitutive dans toutes les maladies chroniques, constitutionnelles, les diathèses et certaines cachexies. Elle jouit en résumé de trois grandes propriétés :

1º Elle est altérante, ou dépurative ou résolutive ;

2º Elle est reconstituante, ou tonique ou excitante ;

Et 3º elle est antirhumatismale.

De ces trois propriétés découlent toutes les applications thérapeutiques. Elle est efficace : dans le lymphatisme et la scrofule, et toutes les maladies qui en dérivent ; dans les affections

qui sont sous la dépendance de la diathèse
arthritique et de la diathèse herpétique, telles
que le rhumatisme chronique, les maladies
de la peau, et des organes respiratoires,
et enfin dans beaucoup d'autres affections qui
réclament ou l'action altérante ou l'action
reconstituante de l'Eau minérale, sans la considérer pour cela comme une Eau véritable-
ment spécifique : diabéte, albuminurie, chloro-
anémie, cachexie paludéenne, syphilis, etc.

LYMPHATISME ET SCROFULE

« La scrofule est une maladie constitutionnelle, non contagieuse, le plus souvent héréditaire, d'une durée ordinairement longue,
se traduisant par un ensemble d'affections
variables de siége et de modalité pathologi-
que, qui ont cependant pour caractères communs la fixité, la tendance hypertrophique et
ulcéreuse, et pour siége ordinaire les systè-
mes tégumentaire (peau et muqueuses), lymphatique et osseux, avec ou sans tuberculisation
des ganglions lymphatiques superficiels, et
particulièrement de ceux du cou. » (Dict. de
Littré et Robin.) « Il est facile de décrire la
série des manifestations morbides, mais il est
beaucoup plus difficile, comme le dit M. Grancher, de dire quelles sont les limites de la maladie, et en quoi elle diffère des divers états
constitutionnels voisins, tels que le lymphatisme ou la tuberculose.

Le scrofuleux est un malade sujet aux fluxions oculaires, blépharites et conjonctivites,
aux otites, aux eczémas impétigineux, aux adénites sous-maxillaires, etc. Or, à ces accidents
de l'enfance, remarquables en général par leur
diffusion et leur superficialité, s'ajouteront plus
tard des manifestations d'autant plus graves
qu'elles atteindront des tissus ou des organes
plus parfaits, tels que les os, les articulations,
les viscères: poumons, foie, reins. Mais, quels
qu'ils soient, quel que soit l'âge auquel ils
surviennent, qu'ils éclatent brusquement et
comme manifestation première de la maladie,
ou qu'ils surviennent à la suite des premières
déterminations cutanées ou muqueuses, ils relèvent tous d'une cause unique, inconnue et
désignée sous le nom de diathèse, état constitutionnel, etc. »

La scrofule peut être héréditaire ou acquise.
Elle peut naître de toutes pièces chez des individus primitivement sains, mais qui ont été
soumis à la misère et à l'encombrement dans
un lieu humide et mal aéré; mais l'hérédité est
sans contredit la première des causes; un enfant peut naître scrofuleux si les parents, ou
l'un d'eux seulement, sont eux-mêmes scrofuleux, ou tuberculeux, ou syphilitiques, ou d'un
âge avancé, ou alcooliques, ou convalescents
de maladies graves, ou même consanguins. Il
y a alors en effet une dégradation générale et

un affaiblissement profond de la nutrition, dont le rejeton se ressent tôt ou tard, à moins que cette trace originelle n'ait été effacée par l'heureuse influence de l'alimentation, de l'air, du soleil et d'une hygiène bien comprise et parfaitement suivie.

Le *lymphatisme* n'est pas le premier degré de la scrofule; il y prédispose; c'est un terrain favorable sur lequel la scrofule évoluera facilement, pourvu que le germe y tombe et que le terrain soit préparé à le recevoir. « L'enfance, dit M. Potain, est l'âge où les ganglions normalement plus actifs pour faire face à l'activité plus grande des phénomènes de nutrition, sont aussi le plus enclins à l'hypertrophie et à la dégénérescence caséeuse. A cet âge, il est peu de sujets qui ne participent plus ou moins au tempérament dit *lymphatique*. Chez beaucoup d'enfants, ce tempérament exagéré devient un commencement d'état morbide qui prend le nom de *lymphatisme*. Chez ceux-là l'abondance du tissu cellulaire, et une sorte d'exubérance des sucs nutritifs qui l'imbibent, donnent aux chairs une consistance molle. Les ganglions sont gros, ils ont surtout une tendance manifeste à se tuméfier sous l'influence d'irritations très légères, ou même d'excitations purement physiologiques. La tension vasculaire est faible, l'activité musculaire ou nerveuse très médiocre. Le tissu conjonctif se charge aisément de graisse. Les plaies suppurent souvent, guérissent lentement, bourgeonnent beaucoup. Enfin on pourrait dire que le système lymphatique fonctionnant avec une sorte de suractivité, au détriment du reste de l'organisme, semble constamment disposé à réagir avec excès. Un pas de plus et l'on touche à la scrofule. » (*Dict. encyclopédique*, art. lymphatique.)

Cet état particulier du système lymphatique a comme caractères assez constants la pâleur de la face et sa bouffissure, la mollesse des chairs et la finesse de la peau, la nonchalance, et même la paresse et un certain défaut d'harmonie entre les diverses parties du corps, résultat du trouble profond de la nutrition pendant la période de développement (Hardy); et l'un des signes les plus précis est la conformation spéciale de la lèvre supérieure et du nez : la lèvre est trop gonflée et épaisse, et le nez épaté, gros à la pointe et aplati à la racine.

D'après Bazin, la scrofule reconnaît quatre périodes : primitive, secondaire, tertiaire et quaternaire; et chaque période a des symptômes qui lui sont propres. A la première période appartiennent les gourmes, les pseudo-teignes, les croûtes de lait accompagnées ou non d'engorgements ganglionnaires du cou, des irritations de la peau ou des muqueuses, avec gonflement des ganglions de la région malade, et quelquefois suppurations et ulcérations plus ou moins rebelles. En général, ces manifestations durent peu, mais reparaissent à plusieurs intervalles, et quelquefois s'évanouissent pour toujours à l'époque de la puberté ; d'autres fois au contraire elles persistent, et pendant toute la vie il peut y avoir des retours offensifs du mal.

Ces accidents primitifs, ces *scrofulides* vésico-pustuleuses, érythémateuses, ou papulo-pustuleuses, peuvent se transformer sur place au lieu de disparaître, et alors on a les accidents secondaires de la scrofule, tels que l'*impétigo rodens* ; toutes les formes de *lupus* : érythémateux, tuberculeux, hypertrophique, ulcéreux, vorax, qu'ils siègent soit sur la peau, soit sur les muqueuses du nez, de la bouche, du pharynx et de la vulve ; les *adénites suppurées,* l'*érysipèle,* les *abcès sous-cutanés,* les *gommes* scrofuleuses, etc.

Jusqu'ici la scrofule a été surtout cutanée, les organes profonds ont été respectés. Mais bientôt si l'affection continue, si elle n'est pas arrêtée dans sa marche, elle atteint les os et les articulations. La région est d'abord le siège d'une douleur sourde ; puis, au bout de peu de temps, survient une tuméfaction plus ou moins apparente, la peau rougit, s'amincit, le centre devient fluctuant, l'abcès s'ouvre, et il s'écoule un pus séreux, sanguinolent, sanieux, renfermant des particules osseuses. Telle est la marche de la lésion dans les os superficiels ; mais lorsque les os sont profonds, le pus se collecte, l'abcès forme une poche qui descend peu à peu et vient former un abcès par congestion. C'est ce qui se passe dans le *mal de Pott* et dans l'inflammation de l'os coxal. Au niveau des doigts, il existe parfois une autre variété d'ostéite scrofuleuse, caractérisée d'abord par de la douleur, puis par un gonflement de toute la phalange ; la paroi osseuse s'amincit et se laisse déprimer par le doigt pour reprendre ensuite la forme primitive. L'os finit par se perforer et donner naissance en divers points à des fistules par où s'écoulera le pus (Grancher).

Tous les os peuvent être le siège d'ostéiste. Assez souvent la scrofulide tertiaire siège sur les articulations : c'est alors la *tumeur blanche* ou *arthrite fongueuse*, caractérisée en premier lieu par la douleur, la gêne des mouvements, la tuméfaction de la jointure, puis, par l'impossibilité des mouvements, l'atrophie du membre, et par des symptômes généraux très-graves. D'après Lebert, les articulations atteintes sont par ordre de fréquence : le pied, le genou, la hanche, le coude, le poignet et l'épaule.

En résumé, la troisième période de la scrofule contient les *abcès froids* profonds, les *périostites*, les *tumeurs blanches*, les *ostéites*, les *caries*, les *hyperostoses*, la *spina ventosa* et les *nécroses*. Il faut y ajouter la perte des forces, l'amaigrissement, l'anémie, des infiltrations séreuses, la dyspepsie, et quelquefois la diarrhée.

A la quatrième période, la scrofule devient de plus en plus gave et se fixe sur les viscères ; *phtisie* bronchique, pulmonaire ou pleurale, *phtisie abdominale, carreau, péritonite tuberculeuse, dégénérescences amyloïdes du rein ou du foie, scrofule cérébrale, méningite tuberculeuse ou granuleuse.*

« La scrofule ne suit pas constamment dans son évolution l'ordre assigné à chacune de ces périodes. Quelques malades obéissent il est vrai à ces règles de pathologie et commencent dès leur première enfance par les accidents primitifs, pour subir plus tard les accidents secondaires, tertiaires ou quaternaires, de telle sorte qu'après avoir souffert à l'âge de quatre ans, par exemple, d'une blépharite à répétition ils succombent, à quarante, phtisiques et cachectiques avec le rein et le foie amyloïdes alors qu'ils portent encore une tumeur blanche à trajet fistuleux, et un abcès ossifluent. Mais bien souvent la méningite tuberculeuse ouvre la scène, ou l'ostéo-périostite, ou même la phtisie. Le plus fréquemment les accidents primitifs évoluent et guérissent vers l'âge de huit ou dix ans. Puis la santé se maintient bonne jusqu'à trente ans par exemple et une scrofulide quaternaire mortelle apparaît...

« Dans le cours régulier de la maladie les accidents se succèdent par périodes correspondant le plus souvent aux grandes perturbations physiologiques de la dentition, de la puberté ou de la ménopause.

« Des intervalles de calme ou de guérison relative séparent ces périodes des accidents; mais la maladie scrofuleuse semble toujours présente et se réveille au premier signal. » (Grancher.)

« La maladie scrofuleuse constitutionnelle, dit le professeur Hardy, ne s'éteint qu'avec l'individu. » Et Trousseau écrit : « Que d'états morbides on ne rattache pas toujours assez aux scrofules, parce que celles-ci n'y apparaissent pas toujours avec leurs signes classiques. Elles ne quittent l'enfant que pour le ressaisir adolescent avec d'autres formes, l'affecter adulte sous des noms et des aspects qui déroutent le praticien, et, vieillard enfin, l'affliger d'infirmités incurables sinon mortelles, dont l'origine et la nature restent inconnues ! »

Mais s'il est impossible de prévenir la prédisposition héréditaire scrofuleuse, il est assez

souvent facile de guérir les manifestations scrofuleuses, à tous les âges et à toutes les périodes. Certains remèdes associés avec l'hygiène
et combinés avec des traitements locaux, produisent une amélioration très grande, et fréquemment une guérison complète.

Les principes constituants des Eaux de La
Bourboule, et surtout le chlorure de sodium et
l'arséniate de soude, ont toujours été employés
pour combattre la scrofule. « Le chlorure de
sodium joue un rôle important dans la médication scrofuleuse. On sait tous les services que
rend l'eau de mer en bains et en douches dans
la scrofule sous toutes ses formes : ici le sel
marin est le principal agent thérapeutique.
C'est encore à lui que bon nombre d'eaux minérales doivent leur efficacité... Il n'agit point
sur les produits strumeux comme l'iodure de
potassium ou le mercure sur ceux de la syphilis, son action consiste à modifier la nutrition
en stimulant les fonctions digestives, en excitant l'hématose ; il s'attaque donc surtout à la
chlorose ou à l'anémie qui accompagne la scrofule (Gubler) ; c'est dans les formes torpides,
chez les sujets à constitution éminemment lymphatique, que cette médication nous paraît
surtout indiquée. » *(Dict. encyclopédique.)*

Nous en dirons autant du bicarbonate de
soude qui, à la dose à laquelle il est contenu
dans l'Eau de La Bourboule, est transformé

en chlorure de sodium au contact de l'acide chlorhydrique de l'estomac.

« C'est l'arséniate de soude qui peut produire les modifications les plus heureuses dans divers états cachectiques, tels que ceux liés à l'intoxication paludéenne, à la tuberculisation, à la syphilis constitutionnelle, à la scrofule enfin; et c'est contre celle-ci qu'il a été particulièrement recommandé dans ces derniers temps.

« M. Bouchut déclare que, de tous les médicaments qu'il a employés contre la scrofule, l'arséniate de soude est celui qui lui a procuré les résultats les plus satisfaisants. Tonique et corroborant, il exercerait là une action énergique sur la nutrition des tissus, et améliorerait sensiblement les sujets en tant que ceux-ci ne seraient point parvenus à un état cachectique trop avancé. Ce remède guérirait les manifestations locales, superficielles et bornées à la peau, aux muqueuses et aux glandes lymphatiques suppurées. » (Delioux de Savignac.)

« Il n'y a pas de médicament spécifique des scrofules, affirme M. le docteur Durand-Fardel, mais l'art peut en atténuer à un haut degré les manifestations; pour cela, la médecine dispose de deux ordres de moyens : moyens hygiéniques et agents médicamenteux spéciaux. La médication thermale emprunte

ses ressources à ces deux sortes de modificateurs... L'action excitante commune à la plupart des Eaux minérales, l'introduction dans
l'économie de principes modificateurs quel-
conques, l'animation des fonctions cutanées
par les procédés balnéatoires, les circonstances hygiéniques inhérentes à la médication
thermale : cette réunion de conditions exerce,
sur un organisme en proie au lymphatisme ou
à la scrofule, une intervention favorable...
« Les Eaux chlorurées sodiques, telle est la
médication spéciale des scrofules... C'est un
médicament qui, pris sur les lieux d'origine
et suivant les modes appropriés, possède à
un haut degré la propriété de modifier dans
un sens favorable les constitutions lymphatiques et scrofuleuses, et de résoudre les manifestations diathésiques les plus profondes et
les plus considérables.

« La pratique de l'Allemagne nous a de-
vancés à cet égard. Mais en France plusieurs
sources, telles que Balaruc, Bourbonne, *La
Bourboule*, peuvent certainement soutenir la
comparaison avec les Eaux étrangères. »

Par leur constitution et leur thermalité,
les Eaux de La Bourboule sont naturellement
indiquées dans le traitement du lymphatisme
et de la scrofule. Si l'on ajoute à cela les
effets salutaires provenant des conditions
d'aération, de régime, d'exercice, que les ma-

lades sont à même de trouver dans notre
pays de montagnes, on ne sera pas étonné
que ces affections aient été dès le début et
soient demeurées au premier rang de toutes
celles dont la guérison a établi la renommée
de notre station thermale.

« Les Eaux de La Bourboule, dit M. le
docteur Rotureau, sont indiquées spécialement
contre la scrofule à toutes ses périodes, depuis le lymphatisme jusqu'aux caries et aux
nécroses osseuses accompagnant le degré le
plus avancé de la diathèse strumeuse.

« Les observations publiées par M. le docteur Peironnel sur l'action puissante des thermes qu'il applique avec un grand succès
dans ces cas, les résultats très remarquables de guérison que nous avons pu constater nous-même, la réputation dans toutes
l'Auvergne, et particulièrement à Clermont-
Ferrand, des Eaux de La Bourboule contre la
scrofule, ne peuvent laisser aucun doute sur
leurs vertus précieuses dans cette affection.
Michel Bertrand y envoyait tous ses malades
et Mercier (de Rochefort) qui a dirigé pendant plusieurs années le traitement hydrother-
mal à l'établissement de La Bourboule, a
aussi constaté leur puissante action curative.

« Nous ne devons point entrer ici dans la
question de savoir comment et en vertu de
quels principes agissent les Eaux de La Bour-

boule dans les manifestations diverses de la
scrofule, nous n'avons point à dire non plus
si l'arsenic, trouvé en si grande quantité par
Thénard dans les eaux de cette station, est la
cause déterminante de leur effet contre les
maladies de la peau. Qu'il nous suffise d'appeler l'attention des médecins sur l'efficacité
des Eaux de La Bourboule prises en boisson,
en bains, en lotions, et quelquefois en douches, contre les affections strumeuses, quels
qu'en soient le siège, la forme et le degré
d'intensité. Que l'on ait affaire à une scrofulide,
à un engorgement des ganglions lymphatiques, à un boursouflement et à une suppu-
ration des membranes muqueuses auriculaire,
oculaire ou pituitaire, etc., à une tumeur
blanche quelque avancée qu'elle soit et quelque articulation qu'elle occupe, à une carie
superficielle ou profonde des cartilages ou des
os, à une incurvation de la colonne vertébrale
provenant du rachitisme ou de la résorption
suppurative d'une ou de plusieurs vertèbres, à
une nécrose profonde, les Eaux de La Bour-
bourle à l'intérieur et à l'extérieur, condui-
sent souvent les malades à une prompte amélioration, et plus tard à une guérison complète. Ajoutons, et cela a une grande importance, que les Eaux minérales de La
Bourboule ont une action curative d'autant
plus marquée que les accidents strumeux sont

plus profonds, et par cela même plus graves. Cette remarque nous conduit à appeler l'attention sur la différence des effets curatifs des bains et de l'air de la mer et des sources de La Bourboule. D'après les observations que nous avons empruntées au savant rapport de M. le docteur Bergeron, et que nous avons analysées en traitant de la station marine de *Berck-sur-Mer,* nous avons vu que les blépharites chroniques, et en général les maladies des yeux, les éruptions d'eczéma simples ou impétigineuses, les otorrhées sans lésion osseuse, les caries étendues, et plus encore les nécroses profondes, s'améliorent rarement, et le plus souvent s'exaspèrent chez les scrofuleux de Berck, tandis que les engorgements ganglionnaires, les abcès froids, les gourmes scrofuleuses, les tumeurs blanches, et enfin le rachitisme, peuvent espérer, sinon toujours la guérison, au moins une amélioration notable de la lésion. Nous avons applaudi aux sacrifices que s'était imposés l'administration de l'assistance publique de Paris, qui a fait construire à grands frais un établissement pour recevoir les scrofuleux de ses hôpitaux d'enfants; nous avons ajouté qu'il serait bien désirable que cette administration appliquât la même mesure à certaines sources thermales — La Bourboule en particulier — qui guérissent les accidents profonds de la scrofule réfractaires à l'eau et à l'air de la mer. » (*Dict. encyclopédique.*)

Tous les médecins de la station ont toujours constaté et constatent chaque année les merveilleux effets de l'Eau de La Bourboule dans toutes les manifestations scrofuleuses. Il ne se passe pas de saison que nous n'ayons à enregistrer de nombreux succès; les observations abondent, et ont entre elles beaucoup de points de ressemblance. Soit que nous ayons affaire à des lésions osseuses et articulaires, soit que la diathèse ne se manifeste que par des adénites suppurées ou non, ou par des lésions de la peau et des muqueuses, toutes ces affections sont les unes amendées, les autres dissipées par l'action combinée de l'eau en boisson, des bains et des douches de La Bourboule, après une première saison; et lorsque les malades, soucieux de leur santé, reviennent à La Bourboule pendant deux ou trois années consécutives, la guérison est la règle dans l'immense majorité des cas.

L'eau prise en boisson stimule énergiquement la nutrition générale et rétablit les fonctions d'assimilation troublées ou perverties; le traitement hydro-thermal est appliqué localement et aide puissamment aux cures. Il y a une transformation, un remontement pour ainsi dire, de l'état général. Par suite de cette influence sur tout l'organisme, les manifestations locales s'améliorent et disparaissent, mais leur guérison n'arrive que lentement.

Le traitement pour les cas graves doit être prolongé de 25 à 40 jours et doit être absolument excitant. Ce sont alors, outre l'usage interne de l'Eau minérale, les douches chaudes, les douches écossaises, les bains à température croissante, etc., qui sont recommandés.

La médication de La Bourboule ne s'adresse pas seulement à la scrofule établie; elle est aussi préventive; elle corrige la prédisposition, et retarde, si elle ne l'entrave pas indéfiniment, l'hyperplasie inflammatoire qui constitue l'état strumeux. Ces cures doivent être mises au premier rang parmi les moyens hygiéniques indiqués chez les scrofuleux et les lymphatiques; et c'est à ce titre que La Bourboule est devenue la station thermale des *enfants*, qui d'ailleurs supportent très bien le traitement thermal, comme ils supportent la médication arsenicale, en général. (Nicolas.)

Voilà pourquoi l'on voit à La Bourboule tant d'enfants dont le seul état maladif consiste dans une débilité congénitale qu'il importe de combattre dès ses débuts, ne fût-ce que pour rendre plus facile l'évolution de la puberté.

ARTHRITISME, HERPÉTISME, MALADIES DE LA PEAU, RHUMATISME ARTICULAIRE, NERVEUX, MUSCULAIRE, NOUEUX.

L'*Arthritisme* est, d'après Bazin, « une maladie constitutionnelle, non contagieuse, caractérisée par la tendance à la formation d'un produit morbide (le tophus) et par des affections variées de la peau, de l'appareil locomoteur et des viscères, qui se terminent généralement par résolution. » Cet état constitutionnel se traduit par une tendance spéciale de l'économie à produire des quantités considérables d'acide urique et de sels de cet acide, dont la présence dans les tissus détermine des manifestations diverses, presque toujours douloureuses, tenaces et rebelles aux traitements auxquels on les soumet. Parmi elles, se trouvent la goutte, le rhumatisme sous toutes ses formes : articulaire, musculaire, nerveux, viscéral; enfin les affections génériques de la peau que Bazin a appelées *arthritides*.

La *goutte* et le *rhumatisme* ne sont pas deux maladies identiques; elles sont nées sur le même terrain, leurs principaux caractères viennent d'un fonds commun; ce sont, selon l'expression de M. Pidoux, deux branches issues du même tronc, mais qui, arrivées à un certain degré de leur évolution, se bifurquent pour ne plus se rejoindre.

Elles ont entre elles il est vrai plusieurs points de ressemblance, mais diffèrent cependant l'une de l'autre par des caractères très tranchés. Les rhumatisants et les goutteux ont les uns et les autres une grande disposition à suer; les sueurs sont faciles et abondantes; le lieu d'élection des manifestations rhumatismales et goutteuses est à peu près le même : tissus fibreux articulaires ou autres, membranes séreuses. Mais ce qui constitue la différence, c'est pour la goutte la présence dans le sang d'un excès d'urée, d'acide urique et d'urates ; la production de la gravelle, de dépôts tophacés dans les tissus fibro-séreux articulaires ou viscéraux; pour le rhumatisme, la présence dans le sang d'un excès de fibrine, et la production de dépôts fibro-plastiques et jamais calcaires.

Les affections de la peau dépendant de la diathèse arthritique, les *arthritides* de M. Bazin, sont suivant l'ordre successif de leur apparition dans l'évolution de la maladie constitutionnelle, ou primitives, ou secondaires, ou tardives. A la première section se rattachent des *arthritides érythémateuses : érythème noueux, urticaire, etc.,* ou *vésiculeuses : herpès circiné, hydroa,* etc. Elles sont subaiguës et le traitement hydro-minéral ne leur est pas applicable.

Dans la seconde section se rangent des *arthritides vésico-squameuses*, telles que l'*eczéma sec*, circonscrit, et l'*hydroa vacciniforme*; des *arthritides squameuses*: le *pityriasis* et le *proriasis*; des *arthritides pustuleuses*: l'*acné pilaris*, le *sycosis*; des *arthritides* qui tiennent à la fois de l'érythème et de la pustule : *l'acné rosée*, l'*intertrigo*; et des *arthritides papuleuses*, telles que le *prurigo* et le *lichen*.

La troisième section, qui est formée par des arthritides tardives, malignes, irrégulières, généralisées, comprend aussi toutes les catégories: l'*eczéma suintant*, l'*eczéma nummulaire* (arthritides vésiculeuses) ; l'*hydroa bulleux*, le *pemphigus chronique* (arthritides bulleuses); l'*éruption furonculaire* successive, l'*ecthyma* (arthritides phlegmoneuses).

Le cadre de notre sujet ne nous permet pas de décrire ces affections si nombreuses. Mais le diagnostic est de la plus haute importance, car c'est de lui que doit découler l'application du traitement thermal.

Il y a quatre grandes classes de dermatoses qui, ne tenant pas à la présence de parasites, ressortissent à des états constitutionnels. Ce sont :

1° Les *scrofulides*, dépendant de la scrofule ;

2º Les *syphilides*, dépendant de la syphilis;

3º Les *arthritides*, dépendant de la goutte ou du rhumathisme, de l'arthritisme en un mot;

Et 4º Les *herpétides,* dépendant de l'herpétisme.

On comprend qu'il est utile, qu'il est indispensable de remonter à la famille à laquelle appartient l'affection, car l'on connaît du coup et le pronostic et le traitement; et la même maladie, ou plutôt une maladie du même nom, l'eczéma par exemple, exige pour guérir des modes différents d'application de l'eau thermale, selon qu'on le rencontre chez un rhumatisant, un herpétique ou un scrofuleux.

L'apparition d'une dermatose chez un rhumatisant est un indice d'une grande valeur; qu'on ajoute à cela : la filiation héréditaire, l'influence sur le développement des affections cutanées, des variations atmosphériques, la connaissance des antécédents arthritiques du sujet, la récidive fréquente de douleurs vagues mal localisées, la manifestation de l'affection exclusivement sur la face, les mains, les pieds, les régions pileuses, les parties génitales ; la forme nummulaire, régulière, limitée ; la tendance qu'elle a à se circonscrire par groupes toujours séparés par des intervalles de peau saine; l'asymétrie, la multiplicité des lésions ; la pauvreté de la sécrétion, la durée plus longue, la fixité plus grande, la fréquence des récidives dans les mêmes points, l'absence de prurit : ce concours, cet ensemble de caractères, fera porter un jugement avec les plus grandes chances de certitude.

D'après Bazin, les préparations alcalines occupent la première place dans la thérapeutique générale des arthritides, et de l'arthritisme en général. C'était aussi l'opinion de Cazenave, de Gibert et de Devergie. Le médecin de Saint-Louis envoyait ses arthritiques aux eaux bicarbonatées sodiques : quand il y avait complication de glycosurie, de gravelle, de coliques hépatiques, etc., c'étaient Vichy, Vals et Carlsbad qui étaient indiqués. Lorsque les arthritides affectaient des sujets qui avaient eu des gourmes et quelques manifestations scrofuleuses dans l'enfance, c'étaient Royat et Saint-Nectaire qui étaient recommandés. Il réservait pour La Bourboule les complications d'arthritides et d'herpétides seulement.

Mais en principe, La Bourboule revendique l'arthritisme en sa qualité d'eau alcaline. L'Eau de Royat ne renferme pas 1 gramme et demi de bicarbonate de soude par litre, et celle de Saint-Nectaire atteint à peine 2 grammes, tandis qu'à La Bourboule le bicarbonate de soude se trouve dans les Eaux à la dose de 2 grammes 892. Si donc la diathèse arthritique est combattue avec succès à Royat, à Saint-Nectaire, etc., pourquoi ne le serait-elle pas, au moins également, à La Bourboule ?

D'ailleurs, les rhumatisants sont chaque année très nombreux à La Bourboule ; et « toutes les formes de rhumatismes y sont avantageusement traitées, surtout le rhumatisme musculaire. » (Peironnel.)

Pour M. Guéneau de Mussy, la *diathèse arthritique* est une indication nette de la cure de La Bourboule. « Les Eaux minérales, dit-il, qui ont le plus de réputation dans le rhumatisme nerveux sont les eaux salines arsenicales dont la France possède sinon le monopole, du moins les plus riches et les plus actives, telles que Lamalou, Plombière, Royat. La Bourboule *qui représente la note la plus élevée de cette gamme thermale*, serait très-utile dans les rhumatismes chroniques, si son installation balnéaire répondait mieux à son *admirable* minéralisation. Depuis longtemps on a constaté l'efficacité de ses sources dans les arthrites strumeuses, et, cette année, je les ai conseillées avec succès dans un cas de rhumatisme nerveux. Ces observations m'ont conduit, il y a une quinzaine d'années, à tenter, dans une affection regardée alors comme à peu près incurable, l'usage des *bains arsenicaux*, et les résultats très heureux que j'en ai obtenus m'ont engagé à la vulgariser ; depuis longtemps, elle s'est répandue, et a pris rang dans la thérapeutique du rhumatisme chronique... « Pour tirer des bains arsenicaux l'effet qu'on en peut attendre, il faut observer la forme de la maladie et tenir compte de certaines circonstances accessoires, qui m'ont paru avoir sur le résultat une influence décisive. Comme la maladie peut être franchement chronique, les phénomènes réactionnels sont seuls ou peu accentués, et l'excitabilité nerveuse est modérée ; si l'affection a revêtu au début des caractères d'acuité, depuis longtemps effacés, c'est la forme chronique... Le plus souvent j'ajoute à l'arséniate de soude une forte quantité de sous-carbonate, dont je nuance les doses suivant l'excitabilité de l'organisation. Chez les sujets très débilités et dans les formes franchement chroniques, j'ai ajouté quelquefois du chlorure de sodium, ce qui représente la minéralisation de Eaux de La Bourboule. »

Si M. Guéneau de Mussy obtient à Paris d'excellents résultats par cette méthode, à fortiori le traitement de La Bourboule doit être efficace. Les observations de guérison, ou tout au moins d'améliorations persistantes sont déjà assez nombreuses ; notre confrère, M. le docteur Noir, en a réuni plusieurs, et il affirme que le traitement arsenical de La

Bourboule est jusqu'à présent, celui qui donne les plus beaux résultats dans cette affection. (Noir : Du *Traitement du rhumatisme articulaire chronique déformant, dit noueux.*)

Dans cette forme de rhumatisme, il faut employer les bains à haute température, et l'eau en boisson à doses élevées et progressivement croissantes ; les malades devront faire plusieurs saisons consécutives, et prendre dans l'intervalle de grandes précautions hygiéniques, en évitant surtout le froid humide.

Le rhumatisme chronique, simple, musculaire, articulaire ou nerveux, réclame aussi une thermalité élevée, soit en bains, douches ou étuves auxquels il convient d'ajouter le massage ; il faut joindre au traitement externe souvent l'usage interne de l'Eau minérale, surtout lorsque le rhumatisme chronique se rencontre chez des sujets débilités, lymphatiques et scrofuleux.

Malgré la proche parenté du rhumatisme noueux et de la goutte, il serait, je crois, téméraire d'employer contre celle-ci le traitement de La Bourboule, lorsqu'elle est franche avec déterminations articulaires. Il faut alors diriger les goutteux vers Vichy, Vals, Vittel, Pougues, Contrexéville et Royat. Néanmoins, quand la goutte est passée *définitivement* à l'état chronique, quand les engorgements articulaires sont considérables, quand il y a atrophie musculaire, que les fonctions d'assimilation et de désassimilation ne se font plus normalement, et que les goutteux sont affaiblis et arrivent à la cachexie ; lorsque la goutte est *atonique*, alors il faut laisser les eaux bicarbonatées sodiques pures pour les remplacer par les eaux qui relèvent l'organisme, par les chlorurées sodiques arsenicales, surtout s'il s'y joint, comme à La Bourboule, une haute thermalité.

Un grand nombre de médecins nient l'existence d'une diathèse arthritique ; de ce nombre sont MM. Hardy et Guibout. D'autres n'admettent pas la *diathèse herpétique,* et parmi ceux-ci il faut citer M. Pidoux, quelques médecins de l'hôpital Saint-Louis, et l'école de Vienne représentée par Hébra et Kaposi ; mais en revanche, Bazin, Hardy et Guibout, entre autres, en sont les défenseurs convaincus. Les exemples qui prouvent que cet état constitutionnel existe bien réellement ne sont pas rares. Pour Bazin « l'*herpétis* est une maladie constitutionnelle non contagieuse, non inoculable, se traduisant par des affections ayant spécialement pour siège la peau, les nerfs et les viscères, et spécialement caractérisée par les récidives, l'extension graduelle, la ténacité des affections cutanées, et par l'abondance excessive de la prolifération épidermique... Elle se distingue de l'arthritis par l'absence des manifestations articulaires, la ténacité, l'extension graduelle et indéfinie de ses affections cutanées. » Chez les dartreux ou herpétiques, la peau est sèche et souvent démangeante ; chez les arthritiques, au contraire, elle est souvent humide, la transpiration est facile, surtout aux extrémités, aux régions inguino-crurales et ano-génitales, sous les aisselles... La peau est généralement très impressionnable chez les sujets disposés à la dartre. Les mets épicés, les alcooliques, le poisson, les crustacés, homard, langouste, moules, écrevisses, etc., provoquent des éruptions à la peau qui n'ont qu'une durée éphémère, mais qui plus tard peuvent surgir spontanément et donner lieu à une herpétide bien caractérisée. »

Hardy déclare « qu'il est des maladies cutanées auxquelles on doit conserver le nom nosologique de dartres... Si les lésions de la scrofule, du cancer, ajoute-t-il, ne sont plus considérées comme des maladies locales, mais bien comme accidents d'une maladie générale diathésique, pourquoi n'en serait-il pas de même de la diathèse dartreuse dont l'existence semble s'appuyer non-seulement sur la transmission héréditaire, les récidives de ses manifestations, mais encore sur les affections concomitantes, angines granuleuses, bronchi-

tes chroniques, asthme, gastralgies et névralgies qui accompagnent fréquemment ces maladies et alternent avec elles? La coexistence
des troubles en dehors de la peau, sur les
muqueuses ou dans le système nerveux, plaide
en faveur d'une cause générale, et je crois
fermement à l'existence de cette cause, quoique je sois dans l'impuissance de la démontrer matériellement et positivement.»

Ecoutons maintenant M. Guibout : « L'herpétis est une réalité ; son existence est dé-
montrée par la saine clinique, c'est-à-dire par
l'observation, et la juste et logique apprécia-
tion des faits. C'est une maladie générale,
constitutionnelle, diathésique, héréditaire,
mais pouvant être acquise et se développer
sous l'influence de certaines conditions, tout
comme la scrofule, la tuberculose et la syphilis; elle diffère de cette dernière, en ce
qu'elle ne possède pas comme elle, un principe inoculable ; mais comme les autres diathèses, elle peut se transmettre de l'homme
à la femme, par imprégnation spermatique.»

Les *affections cutanées de nature herpétique* peuvent revêtir toutes les formes. Ce
sont ou des *exanthèmes*, comme l'*érythème*
et l'*urticaire;* ou des *vésicules*, comme
l'*eczéma* et l'*herpès;* ou des *bulles*, comme
le *pemphigus;* ou des pustules comme l'*ccthy-
ma,* l'*impétigo,* la *mentagre,* l'*acné,* le *furon-*

cle ; ou des *papules,* comme le *prurigo* et le *lichen ;* ou des *tubercules,* comme le *lupus ;* ou enfin des *squames,* comme le *pityriasis* et le *psoriasis.* Mais les deux affections capitales et primordiales de l'herpétisme, celles qui sont les plus fréquentes, sont l'*eczéma* et le *psoriasis.*

Toutes ces dermatoses, qui diffèrent l'une de l'autre sous tant de points de vue, ont cependant un air de famille qui montre bien qu'elles se rattachent à la même origine diathésique. En effet, elles sont progressivement envahissantes, elles se généralisent, s'étendent sur diverses régions, quelquefois sur tout le corps. Elles ont une disposition symétrique sur les deux côtés correspondants du corps. Elles sont toujours de longue durée, et subsistent parfois pendant toute la vie, aussi longtemps que le principe dartreux reste en éveil. Elles récidivent avec la plus grande facilité, et chaque fois que ces récidives arrivent, leur généralisation devient de plus en plus considérable. Elles sont douloureuses, et cette douleur varie depuis la simple tension jusqu'à une sensation de brûlure. Elles conservent la même forme pendant toutes la durée de leur évolution ; ainsi un psoriasis, un eczéma, resteront toujours sous la forme d'un psoriasis et d'un eczéma dans toutes les récidives qui pourront survenir.

Elles sont nomades, elles se promènent en
quelque sorte sur toute l'étendue du corps,
et lorsqu'une récidive arrive, la région nou-
vellement envahie peut très bien ne pas être
la même que celle qui aura été atteinte la
première fois. S'il y a *fixité et unité de
forme*, il y a *variabilité de siège* (Guibout),
ce qui n'existe pas pour les dermatoses qui sont
liées aux autres états constitutionnels. Elles
se transmettent par hérédité directe ou par
hérédité indirecte, passant des parents aux
enfants, ou sautant par-dessus une génération
pour atteindre la génération suivante ; et se
manifestant sous la même forme qu'elles af-
fectent chez les ascendants, ou sous une forme
différente.

« L'herpétis, dit M. Guibout, présente dans
son évolution trois périodes : dans une première période, elle est intermittente ; ses manifestations ne se produisent que de loin en
loin, à certains intervalles, au changement de
saison, et surtout au printemps ; après un
excès, une fatigue, une impression nerveuse,
vive et saisissante. Ses différentes réappari-
tions se font, à mesure qu'elles se répètent, à
des intervalles habituellement de plus en plus
rapprochés, et avec une intensité, une gra-
vité progressivement croissantes. Dans une
seconde période, l'herpétis est continue ; ses
manifestations ne quittent plus la peau, rien

ne peut plus les en déloger, elles sont et
restent permanentes. La troisième période est
une période de cachexie que l'on peut appeler période viscérale.

« Dans cette période, ou bien la peau reste
altérée, désorganisée par l'affection, ses
fonctions physiologiques sont plus ou moins
abolies, et alors la santé est profondément
troublée...; ou bien la peau ne présente plus
aucune lésion, il y a eu métastase ; le principe herpétique s'est dirigé ailleurs, et les
organes intérieurs sont devenus malades à la
place...

« Dans la forme légère de l'herpétis,
lorsque les manifestations cutanées se sont
produites, il arrive souvent que certains troubles fonctionnels, congestifs, respiratoires,
nerveux ou digestifs cessent par cela même.»
(*Nosographie et thérapeutique des maladies
de la peau.*)

Un traitement bien dirigé, continué pendant un temps suffisamment prolongé, peut dé-
truire le principe herpétique et en arrêter
complètement les manifestations.

L'arsenic est, d'après Bazin, l'arme principale avec laquelle on combat la diathèse herpétique et les herpétides. Assurément ce n'est
point une panacée ; mais employé de façon
opportune, il a une action qui ne saurait être
révoquée en doute.

C'était aussi l'opinion de Biett, de Cazenave, de Gibert, de Rayer et de Devergie.
C'est encore celle de M. Guibout, qui écrit
« que les effets de l'arsenic dans l'herpétis
sont précieux et incontestables ; sa puissance
est égale à celle de l'iode contre la scrofule. »
Il était donc tout naturel d'employer les eaux
de La Bourboule contre la diathèse herpétique
et contre toutes les manifestations cutanées
qui en sont la conséquence. Aussi depuis que
le docteur Choussy a fait connaître l'Eau de
La Bourboule, les maladies de la peau de
toute nature ont formé une grande partie de
la clientèle de la station thermale. Voici ce que
dit Bazin de l'Eau de La Bourboule : « Lorsque l'herpétide est bien caractérisée, l'Eau de
La Bourboule nous paraît la seule indiquée
parce qu'elle renferme plus d'arsenic que
toutes les autres eaux minérales, et quoi qu'on
en ait dit, quoi qu'en ait pu dire le docteur
Richelot, je doute fort que l'on ait vu des
malades atteints de psoriasis ou de pityriasis généralisés revenir du Mont-Dore aussi
bien blanchis qu'on en voit si fréquemment
revenir des Eaux de La Bourboule... J'ai
cité des cas de guérison prolongée au delà
des limites ordinaires, entre autres : celui d'un
Anglais qui est revenu à La Bourboule plusieurs années de suite, n'ayant plus une seule
tache de psoriasis ; celui d'un marchand de vins

qui, au bout de dix ans, n'avait pas vu repa-
raître son psoriasis. Ce sont là des faits d'une
haute importance... Les Eaux de La Bourboule conviennent encore aux complications
d'herpétides et de scrofulides ou d'arthritides;
ce qui s'explique facilement par la composition chimique de ces Eaux, qui renferment
tout à la fois et en quantité notable, de l'arsenic, des chlorydrates et bicarbonates de
soude. » (*Dict. encyclop.* Art. Dermatoses.)

Nous avons cité l'opinion de M. Guibout au
sujet du traitement de l'herpétis par l'arsenic; celle de M. le professeur Hardy n'est
pas moins catégorique : « Le médicament le
plus puissant, dit-il, pour combattre les manifestations dartreuses, et particulièrement
l'eczéma, est l'arsenic; on peut même dire
qu'il a en quelque sorte le monopole de la
guérison de cette maladie; car c'est lui qui
s'adresse le plus directement à l'action morbide du principe diathésique sur le tégument
externe, sans avoir toutefois la propriété de
l'éteindre radicalement ou de l'expulser de
l'économie. » Comment se fait-il donc que M.
Hardy ne recommande pas les Eaux de La
Bourboule, et que M. Guibout ne les réserve
que pour « les cas d'épaississement pachy-
dermique de la peau, lorsque pour arriver à
la guérison il faut ranimer la vitalité de la peau,
en y déterminant une poussée inflammatoire. »

Toutes les dermatoses chroniques guérissent ou sont avantageusement modifiées à La Bourboule. Les médecins qui y ont pratiqué autrefois la médecine, nos confrères actuels et nous-même, tous nous avons vu et voyons chaque année des cas remarquables de guérison ou d'amélioration très notable; soit que nous ayons affaire à de l'eczéma, à du psoriasis, à du pityriasis, ou à du prurigo, de l'herpès, du lichen, etc. Il serait facile de citer les observations; mais cela nous entraînerait trop loin.

Nous nous associons absolument aux conclusions de notre confrère M. le docteur Morin sur l'emploi de l'Eau de La Bourboule : « Si l'on veut guérir à peu près toutes les maladies de la peau, dit-il, ce n'est pas l'eau qui sera en faute, mais la méthode que l'on aura employée. Nous avons de l'Eau à + 60 degrés avec 6 grammes de minéralisation. Nous pouvons appliquer cette Eau soit en bains, douches, soit en vapeurs; nous pouvons provoquer les sudations, faire de la médecine excitante, résolutive, substitutive, à notre gré. Nous pouvons varier nos moyens comme médecine altérante en faisant boire plus ou moins d'eau minérale à température plus ou moins élevée, en la coupant d'eau pure, ou de lait, ou d'autres agents médica-

menteux qui concourent au but que nous
voulons atteindre. Il reste entendu que les
moyens doivent varier selon que la maladie
cutanée est à l'état de poussée aiguë, stationnaire ou sur son déclin, ou selon son état de
plus ou moins grande chronicité. Faire passer
une affection chronique à l'état aigu est chose
facile : mais c'est ici que la mesure est difficile à tenir.

Des bains tempérés sont souvent des bains
chauds pour une surface eczémateuse, et la
douche de vapeur réussit là où le bain semble indifférent ou trop excitant. Il serait du
reste impossible de formuler une règle quelconque du traitement de l'eczéma. Tout ce
que je puis affirmer c'est que j'ai donné ici
des soins à des eczémateux fortement et depuis longtemps touchés, et qui ont guéri après
deux ou trois ans d'une façon sérieuse, sans
qu'il soit survenu de récidive.

« Le psoriasis, cette dartre si rebelle, si
affligeante par son envahissement, sa durée,
qui réclame un traitement si énergique, et
qui n'a trouvé d'autre médication efficace que
l'arsenic, a été traité autrefois à La Bour-
bourle avec des succès incontestables et per-
manents qui ont semblé faire défaut à un moment donné. Le docteur Choussy raconte dans
son livre les déceptions qu'il a éprouvées, et
en recherche les causes probables qu'il indi-

que assez bien. Tout d'abord, même dans les
cas les plus favorables, la guérison est lente
et difficile à obtenir. Il faut autant de patience
au malade qu'au médecin ; car le premier
croit avoir assez donné de son temps en passant vingt et un jours à la station. C'est vingt
heures de bain quand il en faudrait deux
cents. Les vieux médecins tenaient ici les malades quatre ou cinq heures par jour dans
l'eau ; c'étaient de véritables bains de piscine
dans une salle unique où il y avait une buée
chaude et permanente. Nous avons une piscine aujourd'hui où les malades ne peuvent
séjourner guère plus de deux heures, car
elle est pour les deux sexes, et les deux sexes
se baignent séparément le matin et le soir.
C'est encore insuffisant ; mais nous avons
tourné la difficulté en provoquant par des douches de vapeur d'abord la desquamation rapide, et surexcitant par des douches très-ther-
males la vitalité de la peau aux points décou-
verts, et en faisant baigner le soir nos malades
pendant deux heures. J'ai fait durer les saisons trente et quarante jours, et j'ai été assez
heureux pour débarrasser complètement des
individus qui en étaient couverts. J'ai fait boire
l'eau minérale à doses réfractées et de trois à
six verres par jour.

« Pour les affections lichénoïdes et papuleuses, nous nous sommes toujours très bien

trouvé des bains tempérés mélangés d'eau douce. L'eau thermale pure à température un peu élevée a souvent déterminé une exacerbation singulière des accidents. Les douches de vapeur à 35 degrés conviennent également dans les affections où l'élément nerveux de la peau est si surexcité. Ces affections lichenoïdes passées à l'état chronique sont souvent très tenaces et le traitement doit être souvent prolongé de trente à quarante jours.

« L'impétigo guérit ici aussi facilement que l'eczéma. Il ne faut pas craindre d'attaquer les formes chroniques anciennes avec les douches, ainsi que certaines formes d'acnés de la face qui sont bien difficiles ordinairement à modifier. Les éruptions furonculaires guérisrent très bien par l'usage interne de l'Eau minérale et par les bains. En un mot, nous pouvons affirmer que toutes les dermatoses trouveront à La Bourboule un remède efficace et surtout de longue portée.»

AFFECTIONS DES VOIES RESPIRATOIRES : CORYZA CHRONIQUE, INFLAMMATIONS GRANULEUSES DE LA GORGE, DU PHARYNX ET DU LARYNX, BRONCHITES, ASTHME, PHTISIE.

Tous les accidents qui dépendent des diathèses scrofuleuse, arthritique et herpétique relèvent spécialement et sans contredit des Eaux de La Bourboule. La scrofule et l'herpé-

tisme en particuler dominent la scène ; ils
sont tributaires de La Bourboule, et nos Eaux
minérales en les faisant disparaître guérissent
toutes leurs manifestations, de quelque forme
qu'elles soient, et sur quelque organe qu'elles se rencontrent : peau, muqueuses, os,
articulations, etc. Il n'est pas un organe
qui ne soit exposé à des accidents diathésiques. Les organes respiratoires sont souvent
affectés, et il est fréquent de rencontrer ou un
coryza chronique ou des *angines* et des *laryngites granulées*, des *bronchites*, de
l'*asthme*, et jusqu'à la *phtisie*.

Ce n'est pas l'affection aiguë, le simple
rhume de cerveau que l'on traite à La Bourboule ; c'est le *coryza chronique*, l'inflammation à marche lente et graduelle de la
membrane pituitaire, avec ou sans ulcération, avec ou sans fétidité du produit sécrété.
Un peu de pesanteur et de gêne dans le nez,
du nasonnement, de l'enrouement de la voix,
l'écoulement d'un liquide muqueux ou pu-
rulent, inodore ou fétide, l'absence de douleur, l'obstruction partielle des fosses nasales
encombrées par les mucosités desséchées, tels
sont les principaux caractères de cette affection. Il faut ajouter qu'elle se rencontre le
plus souvent chez un sujet scrofuleux, qui
porte habituellement sur d'autres organes d'autres signes de la diathèse.

La *pharyngite* résulte souvent de l'impression du froid ou de l'humidité ; certaines professions prédisposent plus que d'autres aux granulations de la gorge ; elle atteint en effet de préférence les personnes qui font un usage souvent immodéré de leur voix, tels sont les chanteurs, les avocats et les ecclésiastiques. Quelquefois elle complique le coryza chronique, les malades étant obligés de respirer par la bouche pendant le sommeil. Mais la phlegmasie arrivera d'autant plus facilement que les sujets y seront plus prédisposés ; en effet, *l'angine chronique* peut être héréditaire, et elle est fréquemment liée à la diathèse herpétique ou à la diathèse arthritique.

La muqueuse pharyngienne ne présente parfois qu'une légère rougeur, ou une coloration bleuâtre, ardoisée (dr Joal) ; mais dans le plus grand nombre de cas elle a un aspect caractéristique : sur une surface inégale on voit des granulations, des petites saillies dont le nombre et le volume varient ; elles sont confluentes ou discrètes, ordinairement de la grosseur d'un grain de mil, elles peuvent quelquefois atteindre le volume d'une lentille. C'est *l'angine granuleuse* de Chomel, appelée *angine glanduleuse* par M. Guéneau de Mussy. Cette affection, à marche chronique, est caractérisée par un sentiment de gêne, de chatouillement, de sécheresse dans le gosier que les malades éprouvent surtout le matin, et qui provoque une expiration brusque et rauque. Il y a un peu de toux gutturale ; de petits crachats muqueux grumeleux sont expulsés. L'angine granuleuse, sans être grave, peut présenter de sérieux inconvénients, en altérant la phonation et en empêchant ainsi l'exercice de certaines professions. (Dr Joal).

La *laryngite chronique* reconnaît les mêmes causes que l'angine ; mais elle est surtout sous la dépendance des diathèses rhumatismale, herpétique ou scrofuleuse ; et quelquefois elle est une manifestation ou de la tuberculose ou bien de la syphilis. Elle est caractérisée ou par une légère rougeur occupant l'épiglotte, les cordes vocales, la glotte, ou par les symptômes plus graves de l'inflammation, allant jusqu'à l'ulcération qui a déjà détruit la muqueuse. La plus fréquente de toutes, celle que nous observons surtout à La Bourboule, est la *laryngite glanduleuse* qui s'accompagne ordinairement de pharyngite : la voix est voilée, rauque, inégale, dissonante, il y a de la toux, quelques petits crachats, et parfois un peu de dyspnée. La laryngite amène souvent à sa suite la perte de la voix, l'*aphonie*. Celle-ci ne dépend pas forcément de l'existence d'une ulcération ; elle s'observe avec une simple congestion des cordes vocales supérieures. Ses causes sont les mêmes que celles de la laryngite qui lui a donné naissance; d'autres fois, l'aphonie est une simple névrose, elle existe sans lésions anatomiques hypérémiques ou ulcéreuses, il n'y a pas d'altération de la muqueuse et des tissus sous-jacents, et elle est indépendante de toute lésion laryngée.

La *Bronchite* est une maladie fréquente, qu'elle existe seule ou qu'elle accompagne d'autres affections. Il y a des personnes qui contractent des rhumes au milieu de la plus florissante santé; elles n'y prennent pas garde, ne se soignent pas, la toux persiste ainsi que l'expectoration pendant un temps infini; et il survient de l'amaigrissement, et enfin arrive une issue fatale, surtout si le sujet appartient à une famille où les cas de phtisie ne sont pas rares.

D'autres fois, on s'enrhume chaque hiver, ou au moindre changement de température. La bronchite affecte alors principalement le type *catarrhal* , et ne se borne pas à l'envahissement des bronches, les fosses nasales, la gorge et le larynx sont affectés concurremment. Plus tard, à une époque plus avancée de la vie, cette bronchite quitte le type périodique qu'elle avait pendant les premières années, elle se fixe et devient le vrai *catarrhe*. Alors la toux devient violente, permanente et se montre surtout le matin; les crachats sont rares ou visqueux, ou copieux et faciles à détacher. Dans ce cas, ils forment de gros pelotons nummulaires très peu aérés, d'une couleur vert jaunâtre ou complètement verte ; tantôt ils sont séparés, tantôt ils se réunissent en une seule masse. L'odeur des crachats est nauséeuse (dr Baron).

Cette bronchite, ce *catarrhe des bronches*, est surtout sous la dépendance de certains états constitutionnels, scrofule, arthritisme et herpétisme ; la moindre irritation suffit pour provoquer l'inflammation ; mais les symptômes ne sont pas en tous points semblables à ceux que nous venons d'énumérer. Les rhumatisants ont la face vultueuse, ils toussent à se rompre la tête ; leurs yeux s'injectent, et de tous ces efforts il résulte un petit crachat sec et dur. Chez les herpétiques, les phénomènes de spasme se montrent avec non moins d'intensité : ils ont une toux *d'irritation*, ils s'épuisent en efforts inutiles, se déchirent la poitrine, mais ne crachent pas. L'absence de sécrétion est en effet un des caractères de l'herpétisme. Les scrofuleux, au contraire, avec leur apparence de fraîcheur sur le visage, toussent sans effort avec une expectoration facile et abondante. (C. Paul.)

Toutes ces variétés de bronchites ne se présentent pas toujours avec les caractères de simplicité ; très souvent elles se compliquent d'emphysème, de lésions pulmonaires ou cardiaques.

Lorsque la toux est habituelle, elle chasse l'air de la partie centrale du poumon, et distend les dernières vésicules bronchiques. Si la toux est passagère, ces vésicules reviennent vite à l'état normal ; si elle est permanente, la distension des vésicules persiste, et l'*emphysème* est constitué.

L'asthme peut revêtir deux formes ; ou bien il est *essentiel*, purement *nerveux*, entièrement dégagé des complications bronchiques et vésiculaires ; ou bien il est *humide*, *catarrhal*, lié à l'existence d'un catarrhe bronchique, et symptomatique de certaines phlegmasies chroniques des bronches chez des arthritiques, des scrofuleux ou des herpétiques. « Trois caractères, dit M. le docteur Baron, se réunissent pour constituer l'asthme humide : l'attaque d'orthopnée diurne ou nocturne, la dyspnée habituelle, la toux suivie d'expectoration plus ou moins abondante. L'expression des asthmatiques a quelque chose de particulier ; la face a une couleur plombée, elle exprime l'anxiété ; elle est plus pleine que ne le ferait supposer la maigreur du reste du corps. Les narines sont épaisses et la lèvre inférieure est très souvent en état de turgidité veineuse. Les reliefs du cou s'exa-

gèrent et le tissu cellulaire s'amoindrit ; le
malade marche courbé... La voix perd son
timbre et s'affaiblit ; soutenir une note, prolonger la voix même en parlant bas, exigent des
efforts pénibles. Cette altération de la voix
s'explique simplement par le défaut d'air...
L'asthme est au premier chef une névrose des
tuyaux bronchiques ; les nerfs affectés sont le
tronc ou les branches des nerfs vagues ou
sympathiques : le résultat est une contraction
des muscles de Reissessen, occasionnant une
obstruction plus ou moins étendue et tempo-
raire des petits tuyaux aériens, d'où l'orthopnée. » L'accès peut tenir à l'accumulation
de sécrétions bronchiques dans le tube aérien,
ou bien il est dû à la contraction spasmodique
des bronches et en même temps à la convulsion
des muscles inspirateurs.

Il n'est pas utile de décrire les caractères
cliniques de la *phtisie pulmonaire*. Ce qu'il
faut dire, c'est que la phtisie n'est pas justi-
ciable des Eaux minérales à toutes ses périodes. Lorsque le tuberculeux maigrit, qu'il a
de la fièvre, des hémoptysies ; lorsque la maladie en est arrivée à la période de ramollisse-
ment des tubercules, ou bien à la période de
la fièvre hectique, il faut laisser le malade chez
lui, et ne lui faire suivre aucun traitement
thermo-minéral. Mais lorsqu'il y a seulement
prédisposition à la pthisie, ou que l'affection

est de forme torpide à évolution lente, présentant des formations caséeuses bien circons-
crites, quand elle. existe sans fièvre, sans
amaigrissement du sujet et sans crachement de
sang, et qu'elle survient chez des lymphatiques, des scrofuleux, peu excitables, ou bien
des arthritiques ou des herpétiques, et même
des individus dont l'organisme a subi depuis
longtemps une grande misère physiologique et
par conséquent un appauvrissement de la nutrition générale : dans tous ces cas, mais seulement alors, certaines eaux minérales, et en
particulier les Eaux de La Bourboule, peuvent
procurer d'heureux résultats, et enrayer la
maladie.

En parlant des indications thérapeutiques de
l'arsenic, le docteur Delioux de Savignac écrit
ce qui suit : « Contre l'inflammation ordinaire
de la muqueuse aérienne, il n'y a pas à compter
sur son action; mais qu'elle se lie à un état
herpétique, qu'elle alterne avec les manifestations cutanées de cet état, qu'elle soit, par
exemple, un eczéma bronchique, fait plus commun qu'on ne le suppose, alors l'arsenic fera
merveille; et c'est alors aussi qu'on le verra
parfois tarir ces expectorations muco-puru-
lentes qui jusque-là semblaient interminables.
Sous son influence, dans la phtisie même, la
sécrétion des cavernes peut temporairement

diminuer; la toux diminuera. Calmant et modérateur du système nerveux, d'une part l'arsenic agit favorablement sur la toux; et d'autre part, apte à rendre à ce même système l'incitation à la faveur de laquelle les fibres contractiles des bronches expulsent les produits amassés dans l'intérieur de ces tubes, appellent et chassent l'air destiné à l'hématose, il restitue à la respiration ses conditions normales, prévient, combat ou dissipe les dyspnées, avec plus ou moins d'efficacité selon qu'elles ont pour cause une entrave organique, ou qu'elles sont purement nerveuses. Anticatarrhal, surtout en présence d'un élément herpétique, et antidyspnéique, telles sont les deux principales manières de se comporter de l'arsenic dans les maladies des organes respiratoires, et de là doivent découler et les déterminations et les espérances du praticien.

« L'acide arsénieux et l'arséniate de soude peuvent donc avoir une grande efficacité contre certaines bronchites chroniques, et peuvent en guérir des plus rebelles et des plus opiniâtres; en faveur de ce mode de traitement, très usité et très recommandé par Bretonneau, s'inscrivent, entre autres, MM. Wood, Garin, Massart, Craft, Millet, Trousseau. Très utiles dans l'asthme, dont ils sont susceptibles de modérer ou de prévenir les accès, ces mêmes médica-

ments combattent avec succès quelques-uns
des symptômes de la tuberculisation pulmonaire en enrayant parfois sa marche et en sou-
lageant du moins les malades. M. Isnard va
jusqu'à croire que l'arsenic, en vertu de ses
propriétés reconstituantes, et sans attaquer
directement le tubercule, relève l'énergie vitale
à toutes les périodes de la phtisie et augmente
ainsi les conditions de curabilité et les chances
de guérison de cette maladie.

« On cite enfin plusieurs cas d'aphonie, soit
purement nerveuse, soit liée à la phtisie laryngée, à un état herpétique ou granuleux,
qui ont été amendés ou guéris par l'arsenic.
(Trousseau. Millet.) »

Le docteur Amédée Latour a souvent employé le chlorure de sodium dans le traitement de la phtisie pulmonaire. Il agit en com-
battant surtout l'état général, d'abord en
augmentant la sécrétion du suc gastrique et
le rendant plus acide, par conséquent en favorisant les digestions ; en second lieu, en augmentant les oxydations et favorisant le mouvement d'assimilation et de désassimilation.

Souvent aussi le bicarbonate de soude est
employé avec avantage dans les bronchites
chroniques ; il exerce alors une action topique sur la muqueuse bronchique par laquelle
il s'élimine en faible quantité, et rend plus facile l'expulsion des mucosités.

Toutes les affections des voies respiratoires que nous venons d'énumérer, depuis le coryza chronique jusqu'à la phtisie pulmonaire, sont tributaires des Eaux de La Bourboule; mais il est bien entendu qu'il faut que ces affections soient sous la dépendance des diathèses arthritique, scrofuleuse et herpétique, et surtout des deux dernières.

Le docteur Chateau a rapporté de nombreuses observations de bronchites chroniques, de catarrhes pulmonaires, d'asthmes humides, de laryngites, de phtisies même qui grâce à leur origine ont été amendés et quelquefois guéris par ces eaux.

M. Guéneau de Mussy a relevé dans sa pratique des cas d'asthme guéris à La Bourboule avec une rapidité vraiment merveilleuse. « Si l'élément arthritique, herpétique ou névropathique prédomine chez l'asthmatique, dit-il, les Eaux arsenicales comme celles de La Bourboule pourront être préférées aux eaux sulfureuses. » « Une femme, d'une constitution chétive, qui déjà offrait tous les caractères de la phtisie commençante, fut soumise à l'usage de l'Eau de La Bourboule, après une saison inutile aux Eaux-Bonnes, et un séjour dans le midi. Au bout de trois semaines, la toux était apaisée et l'embonpoint revenait. »

« Le même résultat fut obtenu chez un jeune homme qui avait des craquements au

sommet du poumon droit ; c'était le fils d'un
pharmacien mort tuberculeux...» Chez une
femme qui avait au sommet droit des signes
non équivoques de tuberculisation pulmonaire;
chez un malade qui était à la fois goutteux,
diabétique et tuberculeux, et chez plusieurs
autres malades qui prirent l'Eau de La Bourboule à l'Hôtel-Dieu » (Guénau de Mussy.)
« Sans doute, ajoute M. Guéneau de Mussy,
l'Eau de La Bourboule ne va pas détrôner
les autres eaux minérales qui sont déjà en
possession d'une juste notoriété. Elle ne fera
pas tort à l'eau du Mont-Dore, sa voisine et sa
parente en minéralisation. Mais elle sera une
note nouvelle dans la gamme thermale à
laquelle appartiennent le Mont-Dore, Ems et
Royat. Ces différentes eaux peuvent répondre
à certains nuances de constitution et d'état
morbide, auxquelles le tact du médecin doit
savoir les adapter. »

Dans les affections des voies respiratoires
l'Eau de La Bourboule est employée sous
toutes ses formes : en boisson, en bains, en
douches, en vapeurs, en inhalations, en pulvérisations et en gargarismes. Il faut s'adresser à l'état local en même temps qu'à l'état
général de l'individu. L'eau à l'intérieur combat la diathèse ; appliquée à l'extérieur elle
attaque la manifestation morbide ou est employée comme révulsif. Le coryza chronique,

l'angine et la laryngite sont traités avec succès
par l'Eau pulvérisée ou par des douches locales et à jet unique, telles que la douche nasale et la douche pharyngienne. Le liquide en
poussière pénètre dans les derniers recoins
des anfractuosités nasales, et agit aussi directement sur les saillies granuleuses de l'angine;
et quelques séances de pulvérisation suffisent
parfois pour modifier heureusement l'état inflammatoire des muqueuses, qui sont tumé-
fiées, épaissies ou ulcérées. Lorsque la muqueuse n'est pas accessible à l'eau qui vient
des appareils pulvérisateurs, dans les bronchites, les catarrhes pulmonaires, l'asthme et
la phtisie, les malades sont envoyés dans les
salles d'inhalation. Dans certains cas, les inhalations doivent être remplacées par le humage.
A ces moyens, il est quelquefois utile d'ajouter soit des bains très chauds, ou seulement
tempérés, soit des demi-bains ou des bains
de pieds, des douches, etc. C'est lorsqu'il s'agit
de produire une vive excitation de la peau, de
ranimer sa vitalité, ou seulement de déterminer un appel de sang aux extrémités et de
provoquer ainsi par action réflexe une légère
sudation générale. C'est au médecin qu'il appartient de juger de l'opportunité de ces moyens
balnéo-thérapeutiques et d'en graduer l'intensité. En même temps l'Eau en boisson ne tarde
pas à amender l'état général de la constitution.

Ainsi, la pulvérisation, les inhalations, les pédiluves, les grands bains, les douches générales, les douches locales, les gargarismes et l'eau en boisson, sont les puissants moyens dont nous pouvons disposer, et auxquels nous recourons avec le plus de succès.

Sous l'influence de la médication thermale, les symptômes prennent souvent un caractère d'acuité qui se révèle, dans les affections du pharynx et du larynx, par de la douleur au moment de la déglutition, de la rougeur, de la tuméfaction plus profonde des parties atteintes, etc., et dans les affections des bronches par une surexcitation de la toux et de l'expectoration. Mais bientôt cette inflammation substitutive favorise le retour à l'état normal de la muqueuse, les différents syptômes s'amendent peu à peu, la toux et l'expectoration diminuent graduellement et finissent même par disparaître en même temps que la nature des crachats se modifie dans le sens normal. L'artérialisation du sang se faisant mieux, le pouls se relève, les forces se développent, les joues se colorent, l'appétit augmente ; la nutrition est plus parfaite, et par suite il survient une augmentation dans le poids et le volume du corps. Il est rare qu'une seule saison suffise pour produire ces heureux résultats et la guérison ; mais ce qui est certain, c'est qu'après vingt ou trente jours de traitement, l'amélioration est déjà bien sensible ; et lorque les malades reviennent l'année suivante à la Bourboule, les bronchitiques, ceux qui s'enrhumaient facilement pendant l'hiver, nous avouent presque tous avoir évité les rhumes et avoir passé la mauvaise saison dans des conditions excellentes.

DIABÈTE, ALBUMINURIE, CHLORO-ANÉMIE, MALADIES DES FEMMES, SYPHILIS, FIÈVRES INTERMITTENTES REBELLES, CACHEXIES.

Outre les trois grandes classes d'affections dont nous venons de parler, il y a aussi d'autres maladies qui sont tributaires de la médication thermale de La Bourboule. Ce sont, entres autres, le *diabète*, l'*albuminurie chronique*, la *chloro-anémie*, la *cachexie paludéenne, syphilitique*, certaines *affections utérines*, etc. Partout où les principes constituants de nos Eaux minérales : arsenic, alcalins, chlorure de sodium, sont efficaces, il est logique de conseiller une cure à La Bourboule.

Le *diabète* n'a pas toujours le même aspect et présente les formes cliniques les plus diverses. C'est un terme générique, dit le docteur Demange, qui comprend plusieurs espèces distinctes, dont les grands caractères communs sont d'une façon générale : une augmentation de la soif et de la faim, une exagération parfois excessive de la sécrétion rénale, une modification variable dans la composition chimique de l'urine, et finalement une cachexie consomptive qui termine la scène après un temps extrêmement variable, si toutefois le patient n'a déjà succombé à l'une des nombreuses et terribles complications, si fréquentes dans le cours de cette maladie.

Le diabète est *sucré*, si l'urine contient du sucre ; il est *insipide* dans le cas contraire ; et ce diabète insipide peut être à son tour *azoturique* si l'urine renferme une quantité anormale de produits azotés et en particulier d'urée, ou *hydrurique*, si aucun produit anormal ne se trouve dans l'urine, et si l'augmentation de l'eau seule en forme la caractéristique.

On a aussi distingué le *diabète gras*, et le *diabète maigre*. Suivant le professeur Jaccoud, ces deux variétés de diabète indiquent deux périodes ou deux étapes de la maladie. Selon M. Lécorché, ces deux formes peuvent alterner : un diabétique gras peut perdre son embonpoint et le recouvrer dans le cours de sa maladie ; d'un autre côté, l'embonpoint peut faire complètement défaut dès le début, dans les cas graves du diabète.

Le diabète peut en outre être *essentiel*, ou bien héréditaire et *diathésique*, et lié alors à la diathèse arthritique ou à la diathèse syphilitique.

Dans le traitement du diabète il faut avoir en vue les conditions suivantes : 1o Empêcher la production exagérée du sucre dans l'économie, et combattre l'azoturie, la dénutrition excessive de l'organisme ;

2o Activer la combustion, les fonctions cutanées, et tout ce qui peut concourir à l'oxygénation du sang.

Le premier de ces résultats peut être atteint par l'alimentation, le second par les médicaments tels que l'arsenic, les oxydants, les alcalins et l'exercice.

Les alcalins ont une action efficace incontestable dans la plupart des cas de diabète ; Willis, Fothergill, Ettmüller, Rollo, Mialhe et Bouchardat entre autres, ont employé les alcalins sous des formes diverses ; et personne n'ignore que les Eaux de Vichy, de Vals, de Carlsbad, etc., rendent tous les jours de grands services à beaucoup de diabétiques.

Le chlorure de sodium, activant les combustions et par conséquent la transformation du sucre en acide carbonique, est un adjuvant très utile dans le traitement diététique du diabète, à quelque forme qu'il appartienne. C'est d'ailleurs ce qui résulte des observations de MM. Martin-Solon, Contour et Bouchardat, et des faits que plusieurs médecins ont observés aux eaux chlorurées sodiques, M. Dumoulin à Salins, M. Lebret à Balaruc, M. Regnault à Bourbon-l'Archambault, Erhard à Kissingen, etc.

L'arsenic a été d'abord employé en Angleterre, puis préconisé en France par Trousseau et Devergie. D'après Saïkowski, il agit sur le foie en enrayant sa fonction glycogénique. En même temps il est un médicament d'épargne. « C'est en s'appuyant sur ces données physiologiques, dit M. Demange, que Ch. Bouchard et Lécorché ont vivement recommandé la médication arsenicale dans le diabète sucré avec azoturie et en ont obtenu d'excellents résultats... Une des meilleures préparations à employer est la liqueur de Fowler. On peut aussi faire usage des eaux minérales qui contiennent de l'arsenic comme celles de La Bourboule, etc. »

Ce n'est que depuis 1864 que le diabète est traité à La Bourboule (Peironnel); mais ce genre de clientèle s'accroît tous les jours. Tous les médecins de la station, et en particulier M. le docteur Danjoy, ont obtenu d'excellents résultats par l'emploi de l'eau thermale en boisson, en bains et en douches. Mais il n'est pas indifférent de traiter toutes les variétés de diabète à La Bourboule. Il faut laisser les diabétiques gras aux Eaux franchement alcalines de Vichy et de Vals; mais lorsque les malades sont anémiés, affaiblis, lorsqu'on redoute un commencement de tuberculose, lorsqu'ils sont azoturiques, il faut avoir recours à l'Eau de La Bourboule qui donne presque constamment pour résultats la diminution de la polyurie et de la glycose.

Dans le traitement de l'*albuminurie chronique*, l'arsenic a produit d'excellents effets. Semmola recommande l'emploi des granules arsénieux dans le traitement des néphrites chroniques; d'après le professeur Jaccoud et le médecin anglais, M. Lauder Brunton, l'absorption des albuminoïdes serait facilitée par la médication arsenicale. Les Eaux si éminemment reconstituantes de La Bourboule doivent être bien plus puissantes encore, puisque, outre l'arsenic, d'autres principes, tels que le bicarbonate de soude à petite dose, et le chlorure de sodium entrent en ligne de compte. Ainsi donc, lorsqu'il n'existe pas de signes d'un état aigu ou subaigu des reins, lorsqu'il y a chez les malades un amaigrissement général sans symptômes d'hydropisie, sauf un peu de bouffissure, les Eaux chlorurées sodiques et arsenicales de La Bourboule peuvent exercer sur l'ensemble de l'organisme une action très prononcée, en relevant les forces, en ranimant les fonctions languissantes.

L'Eau minérale est donnée en boisson et en douches, quelquefois en bains; les bains de vapeur doivent aussi être prescrits; en un mot tous les moyens qui peuvent soulager les reins par l'excitation prolongée des fonctions de la peau.

Les *anémies* profondes, constitutionnelles chez les sujets lymphatiques, scrofuleux, albuminuriques, tuberculeux, syphilitiques, etc., sont toujours amendées et très souvent guéries, par les Eaux de La Bourboule. Ces Eaux agissent là comme ailleurs par une stimulation très active et très énergique, et en rétablissant l'intégrité des fonctions digestives qui sont presque toujours abolies.

Il en est de même dans les *chloroses* rebelles. Que cette affection tienne à un certain état des organes de la génération ou à toute autre cause ; qu'elle soit liée à un mauvais état des voies digestives surtout chez des sujets lymphatiques ou scrofuleux; le fait est que les Eaux de La Bourboule la modifient de la façon la plus heureuse. Il faut employer l'eau en boisson et l'hydrothérapie combinée. Les douches doivent être très chaudes ou complètement froides, ou écossaises ou alternatives ; on peut encore prescrire des bains de siège d'eau minérale très chaude suivis d'une douche froide. Grâce à ces moyens — et c'est au médecin à discerner auquel il doit s'adresser de préférence— on a raison en vingt ou trente jours des cas les plus rebelles. La pâleur persiste quelquefois assez longtemps ; cependant bientôt l'appétit se développe, les digestions se font mieux, et les malades ne tardent pas à s'apercevoir qu'elles sont plus fortes et qu'elles peuvent marcher plus longtemps et plus vite. Quand elles quittent la Bourboule après un mois ou trois semaines de séjour, l'amélioration de leur état est déjà très sensible par la diminution ou la cessation de presque tous les symptômes de l'affection dont elles étaient atteintes.

Les diathèses scrofuleuse, herpétique et rhumatismale retentissent très souvent sur l'utérus et ses annexes, et déterminent des *métrites chroniques, catarrhales* ou *granuleuses,* avec ou sans ulcérations. « On observe surtout le *catarrhe utérin* sous l'influence du lymphatisme, des *engorgements volumineux du col* avec tendance à l'ulcération chez les scrofuleuses, le *catarrhe vaginal* avec érosions superficielles chez les herpétiques, et enfin des engorgements avec tendance douloureuse ou névralgique chez les rhumatisantes : ces attributions n'ont rien d'exclusif, mais répondent néanmoins à la généralité des cas. » (Durand-Fardel.)

C'est dans ces affections chroniques, qui sont sous les dépendances d'un état diathésique, que les Eaux de La Bourboule produisent des guérisons remarquables. M. le docteur Marti-

neau en recommande expressément l'emploi :
« Elles conviennent surtout, dit-il, par suite de
leur composition, dans laquelle il entre une
certaine quantité de chlorure de sodium, aux
affections herpétiques entées sur un tempérament lymphatique ou légèrement strumeux, aux affections accompagnées d'un état
chloro-anémique... Elles ont sur les eaux sulfureuses l'avantage d'être plutôt sédatives, tandis que ces dernières peuvent amener une
réaction violente, une excitabilité redoutable.»
(Martineau. *Traité des affections de l'utérus.*)

Les bains, les douches locales, les bains de
siège, peuvent être employés dans les affections utérines ; mais ils doivent l'être avec le
plus grand discernement, car sous leur influence les fluxions actives peuvent survenir,
et il est très difficile de ne pas dépasser le
but. Les bains doivent être tempérés, et prolongés aussi longtemps que possible ; il est
bon quelquefois de les faire précéder ou de
les faire suivre de douches chaudes révulsives,
loin du siège du mal, entre les épaules, le long
du rachis, ou sur les cuisses. Les douches vaginales à forte percussion doivent être complètement proscrites, car elles peuvent exercer l'action la plus nuisible et aggraver considérablement la maladie ; mais elles peuvent
être remplacées par des irrigations que la ma-

lade fait elle-même dans le bain et à l'aide
desquelles on donne de véritables bains au col
de la matrice, sans choc ou avec une très faible percussion.

Chez les femmes à constitution molle, torpide, dont le sang est séreux, il existe assez
fréquemment une atonie de l'utérus qui a pour
conséquence ou la *leucorrhée,* ou l'*aménor-
rhée* et la *dysménorrhée.* C'est en agissant
sur la nutrition générale et surtout sur le
sang d'une manière énergique que les Eaux
de La Bourboule prises à l'intérieur et employées extérieurement constituent un remède
inappréciable contre cette forme d'anémie qui
est liée à l'inertie du système nerveux et à l'a-
baissement de la nutrition.

Le traitement hydro-minéral est-il opportun
pendant la période menstruelle? Selon les
docteurs Pradier et Escot, l'innocuité des
bains est parfaite en pleine période menstruelle. Mais l'organisation féminine est très
capricieuse, et chez certaines femmes la cure
continuée pendant la période ou même au
voisinage des règles provoquent des douleurs
utérines qui obligent à la suspendre. La seule
période vraiment délicate des règles est celle
qui suit immédiatement l'apparition du sang
menstruel; c'est alors qu'il faut surveiller de
très près l'application du traitement thermal;
mais il vaut mieux l'interrompre pendant quel-

que temps, pour le reprendre avec quelques
ménagements du troisième au cinquième jour
de l'écoulement sanguin, en s'en tenant à la
durée moyenne habituelle de cette évolution.
Il est inutile de dire que la femme doit éviter
toute imprudence, et ne pas faire de traitement à outrance, ce qui pourrait amener une
métrorrhagie grave et dangereuse.

Les Eaux de La Bourboule n'ont aucune action spécifique contre la *syphilis*; néanmoins
elles guérissent les manifestations secondaires
ou tertiaires graves de cette diathèse. Les anciens médecins de la station sont unanimes à
en constater l'efficacité. Assez souvent, dans
la syphilis, la scrofule exerce une grande influence, et c'est précisément dans les cas où
les deux diathèses se rencontrent sur le même
individu que nos Eaux minérales obtiennent
les plus heureux résultats. « Prises en même
temps que les médicaments antisyphilitiques,
elles procurent à l'organisme une tolérance
très marquée pour les remèdes, en facilitant
l'action altérante et réparatrice, et précipitent
l'évolution des accidents secondaires et tertiaires. » (Morin.)

L'arsenic est d'ailleurs employé contre les
manifestations syphilitiques, et contre l'intoxication elle-même. Pour M. Delioux de Savignac, « le moment de l'administration de l'arsenic dans la syphilis ne correspond ordinaire-

ment qu'à la période tertiaire de la maladie; après le mercure, après l'iode, l'arsenic vient quelquefois achever la cure; et, nouvelle preuve de son action élective sur la peau, ce sont surtout les syphilides qui avaient résisté aux traitements antérieurs, que l'on voit céder à l'influence de l'arsenic. »

L'influence de l'arsenic dans les *fièvres intermittentes*, et dans les *névralgies périodiques*, n'est pas moins manifeste, ainsi qu'il résulte des expériences de Boudin, Millet, Fowler, Cahen, Delioux de Savignac, et autres expérimentateurs. Autrefois à La Bourboule il y avait la source des « Fièvres » et les observations de guérisons obtenues par les Eaux sont nombreuses, mais c'est surtout contre les conséquences des fièvres intermittentes, les *engorgements du foie et de la rate*; contre la *cachexie paludéenne*, qu'elles sont utiles et efficaces, d'un côté en tonifiant et en stimulant l'économie, et d'autre part en *altérant*, en modifiant dans un sens très particulier certaines altérations toutes spéciales de l'organisme.

Nous ne dirons qu'un mot du traitement des *dyspepsies* et des *gastralgies dyspeptiques* par l'Eau de La Bourboule.

Il faut, pour obtenir la guérison, avoir affaire à des dyspepsies qui relèvent d'un état diathésique. Il arrive assez souvent en effet que ces affections de l'estomac sont liées à des maladies cutanées, et qu'elles viennent de la diathèse herpétique. Devergie et le professeur Hardy, entre autres, l'affirment. Il n'est donc pas étonnant qu'en pareil cas les Eaux de La Bourboule aient une efficacité réelle. Au traitement interne il faut ajouter le traitement externe, prescrire les bains chauds, les douches chaudes etc., en un mot exciter les sudations.

CONTRE INDICATIONS

Rotureau considérait les Eaux de La Bourboule comme contre-indiquées « dans les maladies trop rapprochées de l'état aigu, dans les affections organiques du cœur et des gros vaisseaux, dans la disposition aux congestions actives et aux apoplexies, dans la goutte à tous ses degrés et dans la phtisie pulmonaire, quelle que soit sa période. » (*Dict. encyclop.* Art. La Bourboule.)

Mais depuis que cet article a été écrit, les Eaux de La Bourboule ont été de plus en plus connues, les observations se sont multipliées, et en fin de compte ces contre-indications se sont restreintes.

Ce qu'il ne faut pas perdre de vue, c'est que les Eaux sont stimulantes, congestives et excitantes ; par conséquent, il faut s'en abstenir :

dans la pléthore en général, dans les états morbides où il existe une tendance aux congestions et aux hémorrhagies, dans les altérations organiques du cœur et des gros vaisseaux, et enfin lorsqu'il y a tendance aux congestions, aux inflammations et aux engorgements hépatiques.

CHAPITRE IV

La Bourboule est située au milieu des montagnes de l'Auvergne, sur un des points les plus pittoresques de la vallée de la Dordogne. Malgré son altitude de 850 mètres au-dessus du niveau de la mer, la station thermale jouit d'un climat très doux, car elle est abritée par un rocher granitique au pied duquel se trouvent les sources minérales, et qui s'étendant de l'est à l'ouest la protège contre les vents du nord, tandis que la vallée est en cet endroit largement ouverte au midi et au levant.

La Compagnie des Eaux minérales de La Bourboule exploite trois Etablissements, qui offrent toutes les ressources de l'hydrothérapie moderne et dont les cabinets de bains vastes et bien éclairés sont tous munis de baignoires en fonte émaillée et d'appareils de douche locale. Ce sont : l'Etablissement des Thermes, l'Etablissement Choussy et l'Etablissement Mabru. Ils sont alimentés par sept sources minérales qui ont été déclarées d'utilité publique et entourées d'un périmètre de protection par décret en date du 30 mars 1881. Ce sont les sources des puits Perrière, Choussy, de Sédaiges, de la Plage, et Central, et les sources Fenestre n° 1 et n° 2. Ces sources sont chlorurées sodiques, bicarbonatées et les plus arsenicales connues ; les sources Perrière et Choussy ont une température de 56 degrés centigrades à la sortie des puits, et de 60 degrés au fond. Les sources Fenestre ont 19 degrés centigrades.

Les Eaux sont altérantes, toniques et reconstituantes, et agissent très efficacement dans toutes les manifestations des diathèses scrofuleuse, herpétique et arthritique : lymphatisme, maladies de la peau, affections des voies respiratoires, rhumatisme chronique, diabète, albuminurie, cachexie paludéenne, etc.

L'Eau de La Bourboule transportée ne subit aucune altération, ni de saveur, ni de composition, et l'on peut la conserver indéfiniment sans qu'elle perde une seule de ses propriétés.

La Bourboule est aujourd'hui une jolie ville qui sera bientôt reliée à tous les grands centres au moyen d'un chemin de fer — le chemin de fer de Clermont à Tulle en est éloigné de 10 kilomètres seulement — et qui offre des hôtels confortables, des villas et des maisons meublées à la société nombreuse qui vient lui demander la santé.

FIN

RENSEIGNEMENTS LOCAUX

HOTELS

Hôtel des Ambassadeurs.
Hôtel des Bains.
— Beauséjour et du Casino.
Hôtel Bellevue.
Hôtel Bellon et des Iles Britanniques.
Hôtel de La Bourboule et de la Poste.
Hôtel Central.
— Continental.
Hôtel des Deux-Mondes.
Hôtel de l'Etablissement.
Hôtel des Etrangers.
— de l'Europe.
— de France.
— de Genève.
— Grand-Hôtel.
— du Globe.
— du Helder.
— de Londres.
— du Louvre.
— du Luxembourg.
Hôtel de Lyon.
— du Midi.
— de Nice.
— du Parc.
— de Paris.

Hôtel des Roches.
— de Russie.
— des Sources.
Splendid-Hôtel.
Hôtel de l'Univers.
— de la Vallée.
— de Venise.
— Victoria et des Dames.
Hôtel des Voyageurs.

VILLAS

Villa Bellerive.
— du Bocage.
— des Familles.
— Fauriat.
— Fenestre.
— des Fleurs.
— de Florence.
— Mallet - Espinasse.
Villa Molière.
— Pauline.
— Richelieu.
— des Roses.
— des Rosiers.
— des Princes.
— des Thermes.
— Vendeix.
— Vozeille.

MAISONS MEUBLÉES

Maison Amblard.
— Brugière.

5.

Maison Brivet.
— Burlier.
— Cytère.
— Fournier.
— Guillaume.
— Guillaume-
Roux.
Maison Jeuvion.
— Julliard.
— Lacombat.
— Landouze.
— Ledourner-
Roux.
Maison Vve Mallet
aîné.
Maison Manry.
— Montel.
— Morange-
Giat.
— Moulin.
— Vve Peyron-
net.
Maison Roux Simon.
— Rozier.
— Vve Veysset.

Pharmacien. —
M. Pipet.

*Omnibus de la Bour-
boule au Mont-
Dore* : Prix 1 franc.
— Départs : le ma-
tin à 9 heures, à
midi, et le soir à 6
heures 1ı2.

*Calèches et voitures
de place ; chevaux
et ânes.* — On traite
de gré à gré avec
le loueur de voitu-
res. Les chevaux se
louent 6, 8 et 10
francs par jour. Les
ânes, 50 centimes à
1 franc l'heure.

Bureau de poste. —
Ouvert de 8 h. à
midi, et de 2 h. à 7
h. du soir. Diman-
che : de 8 h. à 10
h. et de midi à 3 h.

Télégraphe. —
Comme le bureau
de poste.

*Levées de la boîte aux
lettres* : 9 h. du ma-
tin ; 1 h. 30, 5 h. 15
et 9 h. du soir.

Culte catholique. —
Messes basses de 5
h. du matin à 9 h.
Le dimanche,
grand'messe à 10 h.
1ı2.

Culte protestant. —
Service à midi, le
dimanche, au 1er
étage de l'Etablis-
sement Choussy.

*Compagnie générale
des Eaux de La*

Bourboule : Siège social, à Paris, 30, rue St-Georges. — Capital : 1,800,000 francs.

Règlement et tarif.

La saison thermale commence le 25 mai pour finir le 30 septembre.

Tout baigneur désirant suivre un traitement en fait la déclaration au bureau de la Receveuse, qui lui délivre d'abord une carte d'abonnement à la buvette, pour une saison moyennant le payement de la somme de DIX francs, pour les buvettes de l'Etablissement des *Thermes* et de l'Etablissement *Choussy*, et de CINQ francs, pour celles des Indigents, dans l'établissement *Mabru*.

Nulle personne n'est admise à boire avant d'avoir présenté à la buvetière sa carte d'abonnement.

Cette carte est personnelle et doit être présentée à toute réquisition des employés.

L'abonnement à la buvette est obligatoire pour toutes les personnes qui font usage de l'eau minérale en boisson.

Lorsque plusieurs personnes composant une même famille (père, mère, enfants mineurs) prendront un abonnement à la buvette, des cartes à prix réduit pourront leur être délivrées si leur nombre dépasse trois.

Le tarif sera alors :

Pour 4 personnes, chaque carte *personnelle* 8 50

Pour 5 personnes, chaque carte *personnelle* .... 8 »

Pour 6 personnes, chaque carte *personnelle* 7 50

*Prix des Bains, dou-
ches, etc., etc. —
Etablissement des
Thermes. — Cabi-
nets de luxe.*

1. Bain simple,
linge compris (2 pei-
gnoirs, 3 serviet-
tes)............ 5 fr.
2. Bain avec
douche locale,
linge compris.. 8 »

Cabinets ordinaires.

1. Bain simple
(1 peignoir et 2
serviettes) du 25
mai au 15 juin et
du 1er au 30 sep-
tembre 2 50
2 Bain simple
(même linge), du
16 juin au 31
août .... 3 »
3. Bain et dou-
che réunis (1 pei-
gnoir, 2 serviet-
tes). du 25 mai
au 15 juin et du
1er au 30 septem-
bre .... 4 »
4. Bain et dou-
che réunis (mê-
me linge), du 16
juin au 31 août. 5 «
5. Hydrothé-
rapie chaude et

froide , grande
douche, douche
en cercle, etc.,
etc., (1 peignoir,
2 serviettes),
pour une durée
moindre de 2 m. 3 »
6. Hydrothé-
rapie chaude et
froide , grande
douche, douche
en cercle, etc.,
pourchaque du-
rée de une mi-
nute en plus... 1 »
7. Hydrothé-
rapie froide, à
l'eau douce (mê-
me linge) 1 50
8. Bain de
pieds (1 ser-
viette) .... » 60
9. Bain de
siège (2 ser-
viettes) 1 50
10. Douche
ascendante ou
vaginale (2 ser-
viettes) .... 1 »
11. Massage
sec .... 4 «
12. Massage
humide pendant
la douche ...... 3 »
13. Douche de
vapeur (1 pei-
gnoir , 2 ser-
viettes) .... 3 »

14. Douche supplémentaire du 25 mai au 15 juin et du 1er au 30 septembre... 1 50

15. Douche supplémentaire du 16 juin au 31 août .... 2 »

Etablissement Choussy.

1. Bain simple (1 peignoir, 2 serviettes) du 25 mai au 15 juin et du 1er au 30 septembre...... 2 »

2. Bain simple (même linge), du 16 juin au 31 août 2 50

3. Bain et douche réunis (même linge), du 25 mai au 15 juin et du 1er au 30 septembre ..... 3 »

4. Bain et douche réunis (même linge), du 16 juin au 31 août.......... 4 »

5. Douche de vapeur (1 peignoir, 2 serviettes) .... 2 »

6. Bain de pis-cine (caleçon, veston, linge)... 3 »

7. Bain de pieds (1 serviette).......... » 50

8. Douche supplémentaire du 25 mai au 15 juin et du 1er au 30 septembre...... 1 »

9. Douche supplémentaire du 16 juin au 31 août.......... 1 50

Etablissement des Thermes, Etablissement Choussy.

1. Séance d'inhalation (1 peignoir, 2 serviettes), avant midi. 3 »

2 Séance d'inhalation (1 peignoir, 2 serviettes), après midi. 2 50

3. Séance de pulvérisation, humage, douche nasale (même linge).......... 2 »

Établissement Mabru. — Galerie de devant.

1. Bain simple (1 peignoir, 2 ser-

viettes), du 25 mai au 15 juin et du 1er au 30 septembre...... 1 50

2. Bain simple (même linge) du 16 juin au 31 août........... 2 »

3. Bain et douche réunis (même linge), du 25 mai au 15 juin et du 1er au 30 septembre 2 50

4. Bain et douche réunis (même linge), du 16 juin au 31 août .... 3 »

5. Inhalation (même linge)... 2 »

6. Séance de pulvérisation, le matin, (1 peignoir)........ 1 50

7. Séance de pulvérisation, le soir (1 serviette). 1 »

8. Bain de pieds (1 serviette).......... » 40

9. Douche supplémentaire.... 1 »

Galerie de derrière. — Service spécial des indigents.

Ne sont admises à profiter de ce tarif que les personnes munies d'un certificat d'indigence délivré par le Maire de leur commune. Les tickets d'indigents ne peuvent donc être utilisés que par les personnes qui ont justifié de leur position.

1. Bain simple (1 peignoir), du 25 mai au 15 juin et du 1er au 30 septembre ..... 1 »

2. Bain simple (même linge), du 16 juin au 31 août........... 1 25

3. Bain et douche réunis (même linge), du 15 mai au 25 juin et du 1er au 30 septembre......... 1 50

4. Bain et douche réunis (même linge), du 16 juin au 31 août. 1 75

5. Inhalation dans le cabinet. 1 25

6. Bain de pieds (1 serviette) .... » 30

7 Douche supplémentaire.... » 50

Linge supplémentaire.

Un peignoir.. » 30
Un fond de bain 0 50
Une serviette. » 10

Eau minérale bue au verre (pour les personnes qui ne suivent pas un traitement), chaque fois .... » 20
La bouteille d'eau minérale (sans le verre) pour être employée à l'hôtel, pour un baigneur......... » 40

Eau de Fenestre

Le verre, bu à la source .... » 10
La bouteille ou carafe (sans le verre) ...... » 20

Porteurs

Le service des porteurs mis à la disposition des malades par la Compagnie se paie comme il suit :
La course (aller et retour)........ 1 50
La demi-course (aller ou retour seul)........... 1 »

Par abonnement personnel :

De vingt courses entières, au moins, payées d'avance, la course 1 20
De vingt demi-courses, au moins, payées d'avance ...... » 80
Les porteurs doivent aller prendre ou reporter le malade dans sa chambre même, lorsque la disposition de l'hôtel le permet.
Les prix ci-dessus ne sont applicables que dans un rayon de trois cents mètres de l'Etablissement. Pour une distance supérieure, la Compagnie se réserve le droit d'augmenter les tarifs, ou même de refuser ses porteurs, suivant les circonstances.

HEURES DES SERVICES.
— *Bains et douches dans les cabinets.*

Matin, de 4 h. 1/2 à 10 h. 1/2.
Soir, de 1 h. 1/2 à 5 h. 1/2.
Par séries d'une heure ; la première série allant de 4 h. 1/2 à 5 h. 1/2 du matin et la dernière de 4 h. 1/2 à 5 h. 1/2 du soir.

Grandes douches. — Hydrothérapie.

Matin, de 6 h. 1/2 à 10 h. 1/2.
Soir, de 2 h. 1/2 à 5 h. 1/2.

Bains de vapeur. — Inhalations.

Matin, de 6 h. 1/2 à 9 h. 1/2.
Soir, de 3 h. 1/2 à 5 h. 1/2.

Pulvérisations.—Humage. — Bains de Pieds. — Douches ascendantes.

Matin, de 6 h. 1/2 à 10 h. 1/2.
Soir, de 2 h. 1/2 à 5 1/2.

La durée des bains avec ou sans douche locale, et des séances de pulvérisation est, au maximum, d'une heure, toilette comprise. Les malades qui dépassent ce temps paient prix double.

La douche locale doit être donnée par le doucheur ou garçon de bain, à qui il est interdit de la donner en plusieurs fois ; sa durée ne doit jamais dépasser dix minutes.

———

Musique dans le parc Chardon. — Tous les jours à 3 heures. Le soir à 7 heures sous la vérandah du Casino.

Casino. — Salons de conversation, jeux, spectacles, bals, concerts.

Excursions. — 1. La Roche Vendeix et la forêt de Bozat ;
2. Saint-Sauves, Liornat ;
3. Cascades de la Ver-

nière et du Plat-à-Barbe;

4. Salon de Mirabeau le Mont-Dore, la grande Cascade;

5. Cascade du Queureilh, Cascade du Rossignolet;

6. Cascade du Serpent, Vallée de la Cour, Gorge d'Enfer;

7. Salon du Capucin, Pic du Capucin;

8. La Banne d'Ordenche, le Puy Gros.

9. Le Pic de Sancy;

10. Lac de Guéry, Roches Tuilière et Sanadoire, Lac Servière, Orcival;

11. Lac Chambon, Tartaret, Murols, Saint-Nectaire, Croix Morand;

12. La Vallée de Chaudefour;

13. Lac Pavin, Besse, Grottes de Jonas, Moines de Cotteuge;

14. Tauves, Latour, Saint-Pardoux;

15. Clermont - Ferrand, le puy de Dôme, Royat.

Expédition de l'Eau minérale. — On trouve l'Eau de La Bourboule cheztous les pharmaciens de France, et dans les principales pharmacies de l'étranger.

La Compagnie des Eaux minérales expédie directement des caisses de 50 et de 30 bouteilles aux personnes qui en font la demande au régisseur, à la Bourboule. Le prix est, franco de port et d'emballage en gare de Laqueuille :

Caisse de 50 bouteilles — 40 francs;

Caisse de 30 bouteilles — 24 francs.

Table des Matières

Impr. Clermontoise, rue Fontgiève, 9, Clermont-Ferrand

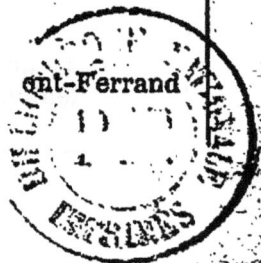

Environs de la Bourboule

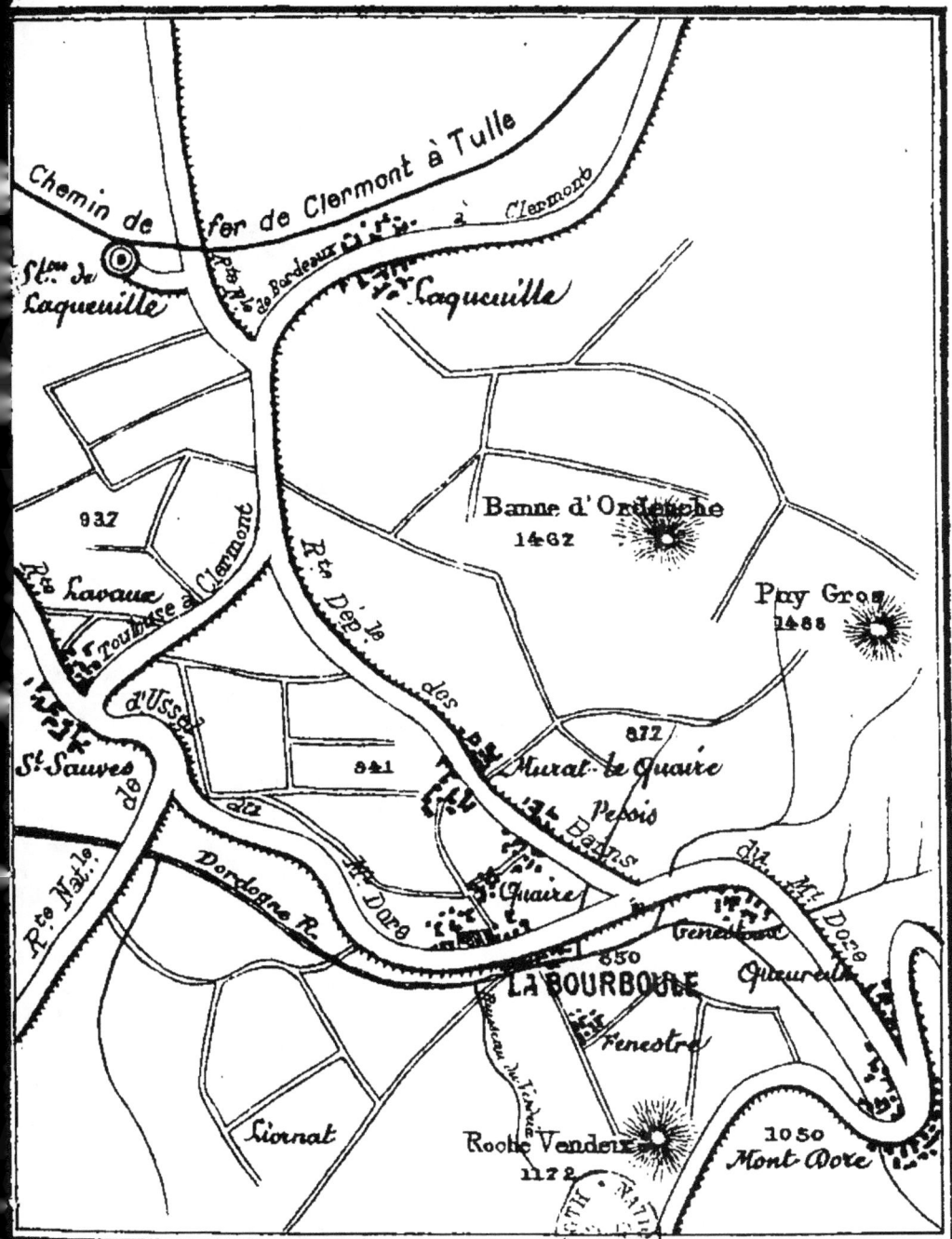

Chemin de fer de Clermont à Tulle

Stion de Laqueuille

Laqueuille

Pte de Bordeaux à Clermont

Rte Toulouse à Clermont

Rte De. le

937

Rte Lavaux

d'Ussel

St Sauves

Rte Natle

des

841

Banne d'Ordanche
1462

Puy Gros
1488

872

Murat-le-Quaire

Pessis

13tr Bains

St Quaire

Dordogne R.

du Mt Dore

du Mt Dore

Genestou

Chaurou

850

LA BOURBOULE

Liornat

Fenestra

Roche Vendeix
1172

1050
Mont Dore